Sigrid Nesterenko

Besser leben trotz Sarkoidose

Ein Ratgeber für Betroffene

Rainer Bloch Verlag

Zur freundlichen Beachtung:

Grafik Umschlagcover: Stock-Dateien-Stock-Datei-ID:692201204

Besser leben trotz Sarkoidose
Ein Ratgeber für Betroffene
Autorin: Sigrid Nesterenko
ISBN 978-3-9822245-1-0
Rainer Bloch Verlag
3. Auflage, 01.10. 2020

Druck: SOL-Service GmbH, Westendstraße 5, 86529 Schrobenhausen

Impressum:

Rainer Bloch Verlag, Schwetzinger Str. 4, D - 69469 Weinheim,
Webseite: www.Bloch-Verlag.de, buch@bloch-verlag.de

Inhaltsverzeichnis

Vorwort

Kennen Sie das – Sie haben eine jahrelange Ärzte-Odyssee hinter sich gebracht, bis Ihnen endlich jemand sagen konnte, welch mysteriöse Krankheit Sie tatsächlich haben?

Dabei begann vor ein paar Jahren alles so harmlos. Mit etwas Müdigkeit und trockenem Husten. Ja, die Gelenke schmerzten immer mehr, und ständig war da leichtes Fieber. Am nervigsten war diese Abgeschlagenheit, die einen so richtig zermürben konnte und den Alltag zur Qual machte. Es fühlte sich alles wie eine Grippe an, die keine war.

Aber noch nerviger war dieses Ärztehopping. Eine quälende Rundreise von Arzt zu Arzt. Man ging rein in die Praxis und wieder raus. Schlauer war man danach nicht.

Die Ärzte zuckten nur mit den Schultern und standen vor einem Rätsel. Bis endlich ein Lungenfacharzt nach einer Röntgenaufnahme seine Stirn runzelte und so ein fremdes Wort in den Raum warf, welches man vorher noch nie gehört hatte: Sarkoidose. Man lässt diesen Begriff erstmal dort im Raume stehen, denn was soll man damit anfangen? Eine Krankheit soll das sein?

Zumindest hat das Kind jetzt einen Namen, das ist die gute Nachricht. Dass die Geschichte noch lange nicht zu Ende sein wird, ist die schlechte. Aber immerhin – jetzt erklärt sich endlich, dass nicht alles Einbildung war, diese nie enden wollende „Grippe".

Sarkoidose – was für ein Wortungetüm. Man kann es sich kaum merken, aber es gibt nun mal kein deutsches Wort dafür. Ja, Morbus Boeck wird die Krankheit auch genannt, aber dieser Name ist nicht weniger kompliziert. Aber egal. Die Krankheit

lässt sich nun immerhin erklären oder besser gesagt - die Symptome haben endlich einen Grund. Und ab jetzt muss man sich für seine ständige Müdigkeit nicht mehr rechtfertigen. Man hat etwas in der Hand, nämlich eine Krankheit, die niemand versteht.
Aber es ist auch eine Diagnose, die man als Erleichterung auffassen kann. Zumindest dann, wenn man eine jahrelange Ärzteodyssee hinter sich gebracht hat und endlich weiß, warum der Körper so und nicht anders reagiert.

Und nach dem Tag der Diagnose tauchen viele Fragen auf. Ist die Sarkoidose eine schlimme Krankheit? Muss man unbedingt Cortison nehmen oder gibt es noch andere Behandlungsmöglichkeiten? Ist der Krankheitsverlauf wirklich so schlimm, wie man es so oft im Internet liest? Die Fragen hören gar nicht mehr auf, und man fühlt sich mit diesen ziemlich allein gelassen. Denn rundherum ist niemand da, der sich mit der Krankheit auskennt.

Sarkoidose ist auch heute noch trotz der vielen Fortschritte der modernen Medizin eine Erkrankung, die zu den großen Rätseln gehört. Und da man so wenig von dieser hört, geht man davon aus, dass sie auch nur selten vorkommt. Doch weit gefehlt!

Warum die Sarkoidose in der Öffentlichkeit so wenig bekannt ist, liegt vielleicht daran, dass man so wenig über sie weiß. Dabei ist das Auftreten der Sarkoidose weitaus häufiger als vielfach angenommen. Immerhin sind weltweit über 1,3 Millionen Menschen von ihr betroffen. Wie viele Sarkoidose-Patienten es tatsächlich in Deutschland gibt, kann man nur vermuten. Man geht derzeit von etwa 80.000 Betroffenen aus, allerdings soll es eine hohe Dunkelziffer geben, weil bei vielen Patienten die Krankheit noch nicht diagnostiziert wurde.

Eigentlich komisch, dass man bei so einer Größenordnung immer noch von einer seltenen Krankheit spricht. Und noch merkwürdiger ist es, dass man immer noch so wenig über sie weiß. Hinzu kommt, dass sie komplett unterschätzt und in ihrer Problematik verkannt wird. So wird die Sarkoidose auch völlig zurecht den Waisenkrankheiten (Orphan Disease) zugeordnet, nämlich den Krankheiten, die von den Ärzten, der Pharmaindustrie und der ganzen Gesellschaft regelrecht ignoriert werden.

Aber was verbirgt sich hinter dieser großen unbekannten Krankheit, die bei den meisten Patienten die Lunge betrifft?
Sarkoidose ist eine Systemerkrankung, die alle Organe einbeziehen kann und in vielen Fällen sogar komplett heilt. Bei chronischen Verläufen kann es jedoch zu bleibenden Langzeitschäden kommen, die mitunter lebensbedrohlich werden können. Wie die Krankheit verlaufen wird, lässt sich allerdings kaum vorhersagen. Denn zu unterschiedlich tritt das Krankheitsbild in Erscheinung.

Das Bedürfnis der Betroffenen nach grundlegenden Informationen über die Sarkoidose ist verständlicherweise groß. Die vielen offenen Fragen wollen beantwortet werden, die seit dem Tag der Diagnose im Kopf herumschwirren. Denn nur wer sich intensiv mit der Erkrankung auseinandersetzt und sein Schicksal selbst in die Hand nimmt, hat größere Chancen, diese geheimnisvolle Krankheit in den Griff zu bekommen.

Genau dabei hilft Ihnen dieses laienverständliche Buch **„Besser leben trotz Sarkoidose".** Es zeigt Ihnen auf, was Sie alles über die Erkrankung wissen müssen, und es soll Ihnen Mut machen, trotz der Krankheit ein möglichst normales Leben zu führen. Dabei erhalten Sie einen umfassenden Überblick über die Sarkoidose und eine wertvolle Orientierungshilfe, die Sie immer wieder zur Hand nehmen können.
Erfahren Sie in diesem in Buch, welche Maßnahmen am sinnvollsten sind, um die Sarkoidose zu behandeln und die

Nebenwirkungen der Medikamente zu lindern. Lesen Sie auch die vielen Tipps und Ratschläge aus den Bereichen der Naturheilkunde und Ernährung, damit Sie ein möglichst beschwerdefreies Leben genießen und Verschlimmerungen vermeiden können. Ergänzend erhalten Sie wichtige Adressen von Selbsthilfegruppen und Kliniken, die sich mit Sarkoidose beschäftigen.

Die Autorin Sigrid Nesterenko ist selbst seit vielen Jahren von einer selten vorkommenden chronischen Krankheit betroffen. Sie ist inzwischen zu einer gefragten Expertin geworden, wenn es um selten vorkommende Krankheiten, Naturheilkunde und Ernährungsfragen geht. Profitieren auch Sie jetzt durch dieses informative Buch von ihrem unbezahlbaren Wissensschatz.

Sarkoidose auf einen Blick

- Die Symptome sind unspezifisch und werden vorschnell mit denen anderer Erkrankungen verwechselt. Zu den klassischen Symptomen zählen anhaltender Husten, Atemnot, Grippegefühl und Müdigkeit.

- Die Sarkoidose betrifft bei 90% der Patienten die Lungen, so dass ein Lungenfacharzt anhand einer Lungenuntersuchung häufig die Diagnose stellen kann.

- Die Sarkoidose betrifft insbesondere junge Menschen im Alter zwischen 20 und 40 Jahren.

- Sarkoidose ist eine Erkrankung, die zu Granulomen im Gewebe des Körpers führt.

- Die Ursache der Sarkoidose ist bis heute nicht bekannt.

- Die Sarkoidose kann verschiedene Organe betreffen.
- Bei vielen Patienten bilden sich die Symptome ohne Behandlung zurück.
- Bei einem schwerwiegenden Krankheitsverlauf ist meistens eine Cortisonbehandlung erforderlich.
- Ob eine Cortisonbehandlung erforderlich ist, hängt hauptsächlich vom Stadium der Erkrankung ab.
- Man unterscheidet zwischen akutem und chronischem Krankheitsverlauf. Eine Ansteckungsgefahr besteht nicht.
- Eine Heilung nach dem klassischen schulmedizinischen Verständnis ist nicht möglich.
- Die Erkrankung kann plötzlich auftreten und als Spontanheilung ebenso plötzlich wieder verschwinden.

Entdeckung der Sarkoidose

Erste Erwähnung fand die Sarkoidose bereits Mitte des 19. Jahrhunderts. Der britische Chirurg, Dermatologe und Pathologe Jonathan Hutchinson gilt als der Erste, der diese Erkrankung eingehend beschrieben hat. Demzufolge wird die Sarkoidose heute noch vereinzelt als Hutchinson-Krankheit bezeichnet.

Im Jahre 1863 stellte Hutchinson der medizinischen Öffentlichkeit einen an Gicht erkrankten Patienten vor, der zudem an Hautveränderungen litt und vier Jahre später an Nierenversagen starb. Hutchinson sah damals die Gicht als Ursache der Erkrankung an. Mit heutigem Wissen gehen

Mediziner jedoch davon aus, dass es sich in diesem Fall tatsächlich um Sarkoidose handelte, die mit einem veränderten Kalziumstoffwechsel einherging und letztendlich zum Nierenversagen geführt hatte.

Als weitere Pioniere in der Entdeckung der Sarkoidose sind die Hautärzte Ernest Henri Besnier (Frankreich) und Cæsar Peter Møller Boeck (Norwegen) bekannt. Boeck war es schließlich, der 1899 die histologischen Hautveränderungen in einer wissenschaftlichen Dokumentation veröffentlichte. Seitdem trägt die Erkrankung auch die Bezeichnungen Morbus Boeck, Boecksche Krankheit oder Boecksche Sarkoidose. Streng genommen werden mit diesen Namen die typischerweise auftretenden Hautveränderungen bezeichnet.

Im Jahr 1924 stellte schließlich der Schwede Jörgen Nilsen Schaumann fest, dass die Sarkoidose eine systemische Erkrankung ist. Er fand heraus, dass sich die Krankheit in verschiedenen Organen ausbreiten kann und nicht nur die Haut betrifft. In den Folgejahren bestätigte sich auf Grund von Befunden verschiedener Ärzte, dass es sich bei der Sarkoidose um eine systemische Erkrankung handelt, die in vielen Erscheinungsformen auftreten kann.

Das heute bezeichnete Löfgren-Syndrom wurde 1953 von Sven Halvar Löfgren beschrieben und gilt als eine besonders spektakuläre Verlaufsform und Sonderform der akut auftretenden Sarkoidose.

Verbreitung der Sarkoidose

Schätzungen gehen davon aus, dass derzeit ca. 80.000 Menschen in Deutschland an Sarkoidose erkrankt sind. Da die Unwissenheit bezüglich dieser Krankheit groß ist und die richtige Diagnostik zum Leidwesen der Betroffenen nicht oder erst nach vielen Jahren gestellt wird, kann von einer beträchtlichen Dunkelziffer ausgegangen werden. Fatalerweise wird die Sarkoidose häufig mit anderen Krankheiten verwechselt.

Weltweit sollen ca. 1,3 Millionen Menschen von Sarkoidose betroffen sein. Das sind doppelt so viele Menschen wie die Stadt Düsseldorf Einwohner hat. Da ist es fast verwunderlich, dass bei der Sarkoidose immer noch von einer seltenen Erkrankung gesprochen wird.

Die Sarkoidose ist eine Erkrankung, die in der Regel zwischen dem 20. und 40. Lebensjahr auftritt. Frauen sind etwas häufiger als Männer betroffen.

In den USA und Europa kommen bis zu 40 Erkrankte auf 100.000 Einwohner. Die tatsächlichen Zahlen sind abhängig von der zu Grunde gelegten Bemessungsgrundlage. Besonders häufig zeigt sich die Sarkoidose bei Menschen in Skandinavien und bei der afroamerikanischen Bevölkerung in den USA.

In südasiatischen und indischen Bevölkerungsgruppen sowie bei den australischen Aboriginies tritt die Sarkoidose so gut wie nie auf. In Ländern wie China, Indien und Korea sowie Kontinenten wie Südamerika und Afrika gilt die Sarkoidose als weitestgehend unbekannt.

Mit rund 60 Betroffenen auf 100.000 Einwohner zeigen Island und Schweden die höchste Zahl an Erkrankten. In Deutschland kommen 10 bis 12 Erkrankte auf 100.000 Einwohner. Zwar kommt die Sarkoidose weltweit vor, aber dennoch tritt sie gehäuft bei Personen auf, deren Vorfahren aus Nordeuropa und besonders aus Großbritannien, Deutschland und Skandinavien stammen. Eine ethnische Zugehörigkeit zu bestimmten Bevölkerungsgruppen scheint die Erkrankung also zu begünstigen.

Auch die unterschiedliche Ausprägung der Sarkoidose mit den diversen Erscheinungsbildern scheint auf die ethnische Zugehörigkeit zurückführbar zu sein.

Während die Knotenrose und die Entzündung der mittleren Augenhaut (Uveitis) hauptsächlich bei Skandinaviern, Iren und Personen aus Puerto Rico auftreten, wird bei farbigen US-Bürgern häufiger die Hautsarkoidose Lupus pernio beobachtet. Von Japanern weiß man, dass diese häufiger eine Herzsarkoidose und Augensarkoidose entwickeln. Warum es zu diesen unterschiedlichen Ausprägungen kommt, soll mit genetischen Anlagen zusammenhängen.

Was ist Sarkoidose?

Obwohl die Sarkoidose die häufigste Erkrankung des Lungengerüsts ist, gehört sie noch immer zu den seltenen Krankheiten. Etwas überspitzt formuliert, kann man die Sarkoidose den Stiefkindern der heutigen Medizin zuordnen. Denn Ärzte, Krankenhäuser und Pharmaindustrie scheinen diese Krankheit kaum wahrzunehmen.

Warum? Vielleicht, weil sie bislang zu wenige Menschen betrifft, als dass sich diese Erkrankung „rechnen“ könnte? Möglicherweise bietet sie zu geringe wirtschaftliche Anreize, als dass sich forschungsorientierte Pharmaunternehmen intensiver mit ihr auseinandersetzen würden.

Überhaupt ist die Sarkoidose eine Krankheit mit vielen Fragezeichen. Was ist die tatsächliche Ursache? Warum gibt es bislang keine wirklich erfolgversprechenden Behandlungskonzepte? Warum kommt es nicht bei allen Betroffenen zu Symptomen?
Wieso bildet sich die Krankheit bei vielen Betroffenen von ganz allein wieder zurück, aber kann bei anderen zum Tod führen? Weshalb sind die Krankheitsbilder so unterschiedlich? Warum lässt sich der Krankheitsverlauf kaum vorhersagen? Und warum findet diese Krankheit in der ärztlichen Praxis so gut wie gar nicht statt?

Es gibt also noch vieles zu klären. Nur ein kleiner Trost für die Betroffenen. Denn sie werden mit ihren unbeantworteten Fragen und ihrer Unsicherheit häufig sehr allein gelassen. Niemand weiß etwas Genaues, sei es, ob die Sarkoidose tatsächlich mit Krebs verwandt ist, welche Symptome sich langfristig noch einstellen werden, und wie sich die Medikamente auf Dauer auswirken. Zufriedenstellend ist das alles sicherlich nicht.

So lässt die Sarkoidose viel Raum für Spekulationen, so lange zumindest die wirklichen Ursachen nicht geklärt sind. Dabei ist Sarkoidose keine Erkrankung unserer Zeit. Schon vor über 100 Jahren erkannten zwei Dermatologen diese Krankheit und viele weitere Wissenschaftler versuchten seitdem, sie zumindest ansatzweise zu ergründen.

Ursprünglich wurde die Sarkoidose als Morbus Boeck, Morbus Scheuermann-Besnier und Hutchinson-Krankheit bezeichnet. In neuerer Zeit hat man sich auf den einheitlichen Terminus Sarkoidose geeinigt, der sich aus den griechischen Wörtern „Sark" (Fleisch) und „oid" zusammensetzt. Diese Bezeichnung wurde von einem der Entdecker gewählt und auf die Hautausschläge in Form von Granulomen bezogen, die häufig durch die Krankheit ausgelöst werden.

Diese Granulome sind entzündungsbedingte Gewebeneubildungen, die auch als mikroskopisch kleine Bindegewebsknötchen bezeichnet werden. Mediziner sprechen daher bei der Sarkoidose auch von einer Granulomatose und einer meist chronisch verlaufenden Erkrankung des Bindegewebes. Warum es zu der Bildung von Granulomen kommt, ist noch nicht endgültig erforscht. Man vermutet, dass das Immunsystem eine Schlüsselfunktion inne hat und für die Entstehung der Knötchen verantwortlich ist. So sind die Granulome nichts anderes als Ansammlungen von Immunzellen bzw. von weißen Blutkörperchen.
Sie können im ganzen Körper auftreten, setzen sich in dem Zwischengewebe der Organe fest oder greifen diese an. Hierdurch kann es gegebenenfalls zu Funktionsstörungen der Organe kommen, so dass unterschiedliche Krankheitssymptome auftreten. Somit sind die Granulome nicht nur optische Beeinträchtigungen, sondern auch Störenfriede, indem sie die jeweils betroffenen Organe in ihrer Funktion einschränken.

Granulome bilden sich nicht nur bei Sarkoidose, sondern sie können auch durch andere Fehlregulationen des Immunsystems entstehen. So gibt es rheumatische Granulome, auf Grund von Tuberkulose entstehende infektiöse Granulome, sowie Fremdkörpergranulome, die auf der Basis von Substanzen entstehen, die auf unterschiedliche Weise in den Organismus gelangen.

Da die Sarkoidose-Knötchen histologisch gesehen sehr stark denen der Tuberkulose-Granulomen gleichen, werden die durch Sarkoidose entstehenden Granulome aus Gründen der Abgrenzung als nicht verkäsernde Granulome bezeichnet. Bei der Tuberkulose weisen die Granulome hingegen eine so genannte

Verkäserung auf, die durch weißlichkrümeliges Aussehen gekennzeichnet ist. Tuberkulose wird durch Mykobakterien ausgelöst, und genau diese Erreger findet man in den Tuberkulose-Granulomen. Bei Sarkoidose konnte bisher jedoch noch kein Erreger innerhalb der Granulome identifiziert werden.

Da bei der Sarkoidose nicht nur ein Organ allein betroffen ist, sondern in der Regel mehrere verschiedene Organe in Mitleidenschaft gezogen werden, spricht man von einer systemischen Erkrankung. Neben der Lunge und den Lymphknoten kann die Krankheit auch Haut, Knochen, Nieren, Tränen- und Speicheldrüsen, Milz, Leber, das Augen- und Nervensystem als auch das Herz betreffen. Anders ausgedrückt bedeutet dies, dass die Krankheit den Körper von der Nasenspitze beginnend bis zum Fuß komplett erreichen kann.

In den meisten Fällen (90%) beginnt die Erkrankung in der Lunge, wobei auch die Lymphknoten fast immer befallen sind und sich durch Schwellungen bemerkbar machen. Wenn es zur Beteiligung mehrerer Organe kommt, dann ist meistens auch die Lunge betroffen.
Sarkoidose kann mild oder schwer verlaufen, so dass es zu bleibenden Schäden kommt. Je nach Schweregrad treten gar keine Symptome auf, weshalb viele Betroffene gar nichts von ihrer Erkrankung wissen. Der Verlauf der Erkrankung und die auftretenden Symptome sind davon abhängig, in welchen Organen die Granulome entstehen. Bereits ab einem mittelschweren Verlauf kommt es zu gravierenden Beeinträchtigungen der Lebensqualität.

Auf Grund der Vielseitigkeit der Sarkoidose gilt die Erkrankung unter Experten schon lange als ein „Chamäleon der Medizin". Denn selbst bei 100 Betroffenen kann es zu 100 unterschiedlichen Krankheitsbildern kommen. Sarkoidose ist keine Krankheit, die man nach einem Schubladenprinzip diagnostizieren und therapieren kann. Jedes Krankheitsbild tritt äußerst individuell auf. Und genau das macht diese Erkrankung für die Betroffenen, aber auch für die behandelnden Ärzte, so schwierig.

So wird auch die Bezeichnung „Clown der Medizin" häufig im Zusammenhang mit Sarkoidose erwähnt. Diesen Namen bekam die Krankheit, weil sie sich quasi in allen Organen verstecken kann.

Infolgedessen kommt es sehr oft dazu, dass die Sarkoidose erst spät erkannt wird. Diffuse Beschwerden wie Grippesymptome, Gelenkschmerzen, Müdigkeit, Abgeschlagenheit, Mandelentzündung, quälender Husten und vielleicht auch ein Gewichtsverlust veranlassen den behandelnden Arzt meist nicht, nach einer möglichen Sarkoidose zu suchen.

Auch wenn eine Fehlinterpretation der Symptome häufig mit dem Argument erklärt wird, dass es sich bei der Sarkoidose um eine seltene Erkrankung handelt, so muss dem widersprochen werden. Denn wenn weltweit über 1,3 Millionen Menschen an Sarkoidose erkrankt sind, kann nicht mehr von einer seltenen Krankheit die Rede sein. Und immerhin tritt sie weitaus häufiger auf als einige andere Autoimmunerkrankungen, die zwar bekannter sind als die Sarkoidose, aber seltener auftreten.

Was sind Autoimmunerkrankungen?

Wie bereits erwähnt, gehört die Sarkoidose zu den so genannten Autoimmunerkrankungen. Mit diesem Oberbegriff wird eine große Anzahl verschiedener autoimmun bedingter Krankheiten bezeichnet, die sich nach einem ähnlichen Entstehungsmuster entwickeln. Zu diesen gehören unter anderem die Weißfleckenkrankheit (Vitiligo), Colitis ulcerosa, Hashimoto, Lupus, Sklerodermie, Rheumatoide Arthritis und Morbus Crohn.

Bei Autoimmunerkrankungen spielt das Immunsystem des Menschen eine grundlegende Rolle. Normalerweise ist es dafür vorgesehen, den Organismus vor äußeren Einflüssen wie Bakterien, Viren und anderen unerwünschten Eindringlingen zu schützen. Ein funktionierendes Immunsystem ist für den menschlichen Organismus überlebenswichtig.

Bei Autoimmunerkrankungen greift das Immunsystem jedoch nicht nur diese Fremdkörper an, sondern richtet sich auch gegen körpereigene Organe und Zellen. Infolge dieser falschen „Programmierung" sieht das Immunsystem bestimmte Bereiche des Körpers als Fremdkörper an und bekämpft diese. Man spricht in diesen Fällen auch von einer überschießenden Reaktion des Immunsystems.

Je nach Programmierung kann es letztendlich jedes Organ und alle medizinischen Teilbereiche treffen, was das Auftreten der verschiedenen Autoimmunerkrankungen erklärt. Durch die Reaktionen des Immunsystems kommt es zu schweren Entzündungsreaktionen und damit zu Schädigungen an den jeweiligen Organen.

Die autoimmunen Krankheiten haben viele Gemeinsamkeiten, so dass Forschungen für die eine Erkrankung häufig auch wichtige Erkenntnisse für die anderen Autoimmunerkrankungen hervorbringen.

Wie es allerdings zu dieser Fehlsteuerung des Immunsystems kommt, ist bis heute noch nicht eindeutig geklärt. Vermutungen zu der Entstehung gehen in verschiedene Richtungen.
Dabei stehen insbesondere Virusinfektionen, Umweltschadstoffe und Medikamente im Verdacht, als Auslöser zu fungieren. Bei

Infektionen sind es hauptsächlich solche Erreger, die in ihren Bestandteilen dem körpereigenen Gewebe sehr ähnlich sind, so dass die vom Körper gebildeten Antikörper auch das körpereigene Gewebe bekämpfen.

Da bestimmte Autoimmunerkrankungen in einigen Familien gehäuft vorkommen, ist von einer genetischen Disposition für die Entstehung dieser Erkrankungen auszugehen. Wer Träger dieser Veranlagung ist, beziehungsweise bereits erkrankte Familienmitglieder hat, verfügt zwar über ein höheres Erkrankungsrisiko, aber er muss nicht zwangsläufig ebenfalls erkranken.

Möglicherweise ist es eine Kombination aus mehreren Einflussfaktoren. So kommt es wahrscheinlich zum Ausbruch der Autoimmunerkrankung, wenn die erbliche Disposition vorhanden ist und eine Virusinfektion sowie Umweltschadstoffe aufeinandertreffen.

Es gibt viele Faktoren, die eine Autoimmunerkrankung lindern oder anheizen können. Einer der wichtigsten Bausteine ist der Sauerstoff, denn ein Mangel kann zu vielen Problemen führen. So kann eine reduzierte Sauerstoffsättigung der linken Gehirnhälfte zu einer Beeinträchtigung des Kurzzeitgedächtnisses führen. Langfristig kann der Sauerstoffmangel zu einer Störung des Hormonsystems einschließlich der Schilddrüse führen.

Aus Sicht der Naturheilkunde kommt es bei Autoimmunerkrankungen fast immer zu den gleichen Grundstörungen des Organismus. Demnach liegt ein stark geschwächtes Immunsystem vor, das mit einer Darmflorastörung, Verdauungsschwäche, Schadstoffbelastung, Übersäuerung des Körpers sowie Allergien einhergeht.

Interessanterweise kommt es bei vielen Patienten tatsächlich zu einer deutlichen Symptomverbesserung, wenn der Körper entsprechend mit Entgiftungsmaßnahmen, Darmsanierung und Anregung der Verdauung unterstützt wird.

Wie es zu einer chronischen Vergiftung des Organismus kommt und wie diese unter ganzheitlichen Aspekten erfolgreich behandelt werden kann, erfahren Sie in dem Buch „Entgiften von A – Z" von Sigrid Nesterenko.

Schulmedizinisch betrachtet gibt es keine ursächlich wirkende Therapie für Autoimmunerkrankungen. Hier werden die auftretenden Symptome in der Regel mit entzündungshemmenden oder immununterdrückenden Medikamenten behandelt. Eines der häufigsten verwendeten Medikamente ist Cortison, das bekanntermaßen jedoch zu diversen Nebenwirkungen führen kann.

Dennoch gibt es in Einzelfällen kaum Alternativen hierzu, so lange die Unterdrückung des körpereigenen Abwehrsystems bei Autoimmunerkrankungen als sinnvoll erachtet wird. Durch die Unterdrückung soll erreicht werden, dass die weitere Zerstörung des körpereigenen Gewebes gebremst wird.

Medikamente, die zur Unterdrückung des Immunsystems führen, unterdrücken gleichzeitig auch die notwendige Schutzfunktion der Körperabwehr. Damit wird der Organismus schutzloser, wenn er von fremden Eindringlingen wie Viren und Bakterien attackiert wird.

Je nachdem, welches Organ durch die autoimmunen Reaktionen betroffen ist, müssen entsprechende Fachärzte konsultiert werden. Da es mittlerweile ca. 60 bekannte Autoimmunerkrankungen gibt, betreffen diese Erkrankungen zahlreiche verschiedene medizinische Fakultäten.

Man unterscheidet die Autoimmunerkrankungen nach organspezifischen (betrifft spezifische Organe), systemischen (betrifft systemisch-entzündliche Krankheiten) und intermediären (Mischformen) Krankheiten.

Ursachen

Insgesamt gilt die Sarkoidose als eine nicht besonders gut erforschte Erkrankung. Trotz intensiver Anstrengungen gilt die Ursache der Sarkoidose bis heute noch immer als unbekannt. Niemand weiß definitiv, was genau der Auslöser dieser Erkrankung ist. Man könnte sagen: Die Wissenschaft steht vor einem Rätsel.

Nach bisherigem Kenntnisstand gilt als wahrscheinlich, dass eine Kombination von mehreren Faktoren wie Viren, Bakterien und Chemikalien zu der Erkrankung führt. Dabei geht man davon aus, dass nicht nur einer dieser Trigger die Erkrankung auslöst, sondern dass außerdem eine bestimmte genetische Disposition vorliegen muss, damit das Immunsystem entsprechend reagiert.

In medizinischen Fachkreisen werden gegenwärtig diverse Möglichkeiten diskutiert:

Ethnische Herkunft

Da Sarkoidose in einigen ethnischen Gruppen besonders häufig auftritt, kann sich die Abstammung von bestimmten Bevölkerungsgruppen begünstigend auswirken. So kommt die Sarkoidose auffallend häufig bei Angehörigen mit karibischer

Abstammung und der skandinavischen, englischen und deutschen Bevölkerung vor.

Auch die unterschiedliche Ausprägung der Sarkoidose mit den diversen Erscheinungsbildern scheint auf die ethnische Zugehörigkeit zurückzuführen zu sein. Während die Knotenrose und die Entzündung der mittleren Augenhaut (Uveitis) hauptsächlich bei Skandinaviern, Iren und Personen aus Puerto Rico auftreten, wird bei farbigen US-Bürgern häufiger die Hautsarkoidose Lupus pernio beobachtet. Von Japanern weiß man, dass sie häufiger Herzsarkoidose und Augensarkoidose entwickeln. Warum es zu diesen unterschiedlichen Ausprägungen kommt, wird vermutlich mit genetischen Anlagen zusammenhängen.

Genetische Disposition

Dass die Sarkoidose in bestimmten Familien gehäuft auftritt, legt die Vermutung nahe, dass Sarkoidose – zumindest teilweise – durch eine genetische Veranlagung ausgelöst werden kann. Auch die Tatsache, dass es bei einer bestimmten ethnischen Abstammung gehäuft zu der Erkrankung kommt, bestärkt die Annahme, dass genetische Faktoren eine wesentliche Rolle spielen.

Diese Vermutung wird auch durch das erhöhte Erkrankungsrisiko bei eineiigen Zwillingen gestützt. So trägt ein Zwilling ein Risiko zwischen 30% und 50%, wenn der andere Zwilling an Sarkoidose erkrankt ist. Bei einer „normalen" Verwandtschaft liegt das Risiko hingegen nur bei etwa 5%.

Allerdings gehen Forscher derzeit davon aus, dass nicht ein einzelnes Gen, sondern mehrere Gene an der Krankheitsentstehung beteiligt sind. Als definitiv bekannt gelten derzeit zwei Gene. Durch die maßgebliche Initiierung und Beteiligung der Deutschen Sarkoidose-Vereinigung e.V. wurden bereits in den 1990-er Jahren entsprechende Forschungen in die Wege geleitet.

In den vergangenen Jahren wurden bezüglich der genetischen Einflüsse auf die Krankheitsentstehung einige wegweisende Forschungen unternommen. Als federführend dürfen an dieser Stelle sicherlich die Universitätskliniken Kiel und Lübeck erwähnt werden.

So wurde im Jahr 2005 die erste Genveränderung identifiziert, die an der Krankheitsentstehung beteiligt sein soll. Die Wissenschaftler fanden heraus, dass eine Mutation von nur einem Basenpaar in dem als BTNL2 bezeichneten Gen auf dem Chromosom 6 die Wahrscheinlichkeit um ca. 60% erhöht, an Sarkoidose zu erkranken. Wenn auf beiden Chromosomen die Genkopie mutiert ist, so erhöht sich das Risiko sogar um das dreifache.

Warum diese Genveränderung Einfluss auf die Krankheitsentstehung nimmt, hängt Vermutungen zufolge damit zusammen, dass BTNL2 in der Lage ist, Entzündungsreaktionen zu beeinflussen.
Mittlerweile wurde ein weiteres Chromosom mit der Nr. 16, identifiziert, das ebenso das Risiko für die Sarkoidose erhöhen soll.

Wie genau die genetische Disposition die Krankheitsentstehung beeinflusst, ist noch nicht eindeutig geklärt. Vermutungen gehen in die Richtung, dass es durch die Genmutation zu einem unausgewogenen Immunsystem kommt.

Immunsystem

Da die Sarkoidose zu den Autoimmunerkrankungen zählt, ist die Annahme naheliegend, dass ein fehlgeleitetes Immunsystem zu der Erkrankung führt und sich infolgedessen Entzündungszellen in den betroffenen Organen ansammeln.

Normalerweise ist das Immunsystem dazu da, den eigenen Körper vor eindringenden Fremdstoffen zu schützen. Bei Autoimmunerkrankungen greift es jedoch den eigenen Körper an. Warum es in den Zellen der jeweiligen Organe zu dieser vermehrten Immunaktivität kommt, ist derzeit noch ungeklärt.

Schadstoffe

Die Vermutung, dass der Kontakt mit bestimmten Schadstoffen zur Erkrankung beitragen kann, wird durch verschiedene Beobachtungen untermauert. Hierfür spricht insbesondere die Tatsache, dass bei 90% der Patienten die Granulome in der Lunge auftreten und die Lunge nicht nur zu Beginn, sondern auch im weiteren Verlauf der Erkrankung betroffen ist.

Man nimmt an, dass über die Atmung Schadstoffe aufgenommen werden, durch die das Immunsystem zu den überschießenden Reaktionen aktiviert wird und zur Knötchenbildung führt.
Als relativ sicher gilt, dass der Kontakt mit Aluminium und Zirconium die Erkrankung begünstigen kann.

Auch die Beobachtung, dass es seinerzeit bei dem Einsturz des World Trade Centers in New York zu einer erhöhten Sarkoidose-Erkrankungsrate kam, spricht für die Annahme, dass das Einatmen von Schadstoffen die Erkrankung begünstigt.

Während im Jahr vor dem Ereignis in dieser Region nur 15 von 100.000 Personen an Sarkoidose erkrankten, erhöhte sich die Quote im Jahr nach dem Einsturz auf 86 von 100.000 Personen. Diese auffallende Entwicklung wird auf den entstandenen Staub zurückgeführt, der bei dem Zusammenbruch des Gebäudes in großen Mengen entstand und dem viele Betroffene in dieser Situation nicht ausweichen konnten.

Welche eingeatmeten Substanzen jedoch zu der Sarkoidose führen, ist noch weitestgehend unklar. Neben verschiedenen Chemikalien, Abgasen und Stäuben kommen auch Pollen, Bakterien, Viren und Pilze in Betracht.

Einige Studien untersuchen auch mögliche Zusammenhänge zwischen der Krankheitsentstehung und saisonalen Bedingungen. Verwertbare Ergebnisse sind derzeit jedoch noch nicht bekannt.

Mikroorganismen

Zwar weiß man, dass die Sarkoidose nicht ansteckend ist, aber dennoch schließt dies nicht aus, dass möglicherweise doch Mikroorganismen für die Krankheitsentstehung verantwortlich sind.

Die Hypothese, dass die Sarkoidose durch Mikroorganismen ausgelöst wird, dürfte zu den ältesten Vermutungen gehören. Dabei lassen allerdings auch Beobachtungen aus der jüngeren Medizin Rückschlüsse darauf zu, dass die Erkrankung durch sie entsteht.
Befürworter dieser möglichen Ursache argumentieren damit, dass die Sarkoidose auch durch eine Herz- oder Knochenmarkstransplantation auf den Empfänger übertragen werden kann.

Man ist sich ziemlich sicher, dass mehrere Infektionserreger an der Entstehung der Sarkoidose beteiligt sein können. Allerdings steht bisweilen nicht fest, welche Erreger es genau sind, die zu der Erkrankung führen.

So wurde bei Untersuchungen festgestellt, dass 70% der Sarkoidose-Patienten mit dem Erreger Propionibacterium acnes und ca. 25% mit Mykobakterien infiziert waren. Auch Infektionen mit einem Herpesvirus, Epstein-Barr-Virus, Retrovirus, Cytomegalievirus und die durch Zecken übertragenen Rickettsien stehen im Verdacht, an der Erkrankung beteiligt zu sein. Bewiesen scheint dies bis dato noch nicht.

Sicher ist man sich hingegen darin, dass die Sarkoidose dann entsteht, wenn die Bakterien Toxine abgeben, die eine Aktivierung von so genannten mononukleären Zellen auslösen und damit den Entzündungsprozess anstoßen.

Mykobakterien

Wenn es darum geht, Mikroorganismen für die Krankheitsentstehung verantwortlich zu machen, werden Mykobakterien meistens allen anderen vorangestellt. Diese Sichtweise basiert hauptsächlich auf der beeindruckenden Ähnlichkeit zwischen Sarkoidose und Tuberkulose.

Borrelien

Auffallend viele an Sarkoidose erkrankte Personen weisen eine Infektion mit Borrelien auf. Schon eine bereits 1992 von der US

National Library of Medicine National Institutes of Health veröffentlichte Studie verwies auf diesen Zusammenhang.

Borrelien werden in der Regel von einer bestimmten Zeckenart übertragen. Allerdings sind auch immer häufiger Stechmücken Träger dieser unliebsamen Erreger. Bei der hierdurch ausgelösten Erkrankung Borreliose handelt es sich um eine Infektionskrankheit, die verschiedene Bereiche des menschlichen Körpers in Mitleidenschaft ziehen kann. Nahezu jedes Organ kann betroffen werden, insbesondere jedoch das Nervensystem, die Gelenke und das Gewebe.

Demzufolge ist auch die Borreliose eine Erkrankung mit vielen Gesichtern, deren Diagnostik auf Grund ihrer vielschichtigen Symptomatik als schwierig gilt, im Prinzip so, wie es bei der Sarkoidose auch ist.

Fazit

Bis heute lässt sich trotz umfangreicher Erfahrungen und Forschungsergebnisse noch keine zuverlässige Aussage über einen konkreten Auslöser der Sarkoidose benennen.

Als besonders wahrscheinlich gilt derzeit eine Kombination von mehreren Faktoren wie Umwelteinflüssen und Infektionen, die bei einer bestimmten genetischen Disposition zu immunologischen Störungen führen.

Weitere Forschungen sind also unbedingt erforderlich, um endlich mit Sicherheit sagen zu können, wie die Sarkoidose tatsächlich entsteht. Erst wenn der genaue Auslöser bekannt ist, kann die Erkrankung ursachengerecht und nicht nur symptomatisch behandelt werden.

Risikofaktoren

Zwar ist bisweilen die Ursache der Sarkoidose unbekannt, dennoch weiß man von einigen Risikofaktoren, die die Krankheitsentstehung begünstigen können:

- Da Sarkoidose in einigen ethnischen Gruppen besonders häufig auftritt, kann sich die Abstammung von bestimmten Bevölkerungsgruppen begünstigend auswirken. So kommt die Sarkoidose auffallend häufig bei Angehörigen einer karibischen Abstammung und der skandinavischen, englischen und deutschen Bevölkerung vor.

- Kontakte zu Aluminium, Zirkonium und Beryllium können die Sarkoidose begünstigen. In der Regel betrifft dies beruflich bedingte Kontakte.

- Sarkoidose betrifft überwiegend Personen zwischen 20 und 40 Jahren.

- Frauen sind etwas häufiger betroffen als Männer.

- Da eine genetische Disposition Einfluss auf die Krankheitsentstehung hat, tragen Angehörige ersten, zweiten und dritten Grades von Sarkoidose-Patienten ein etwas erhöhtes Risiko, ebenfalls zu erkranken.

Man kann auf Grund der fehlenden bekannten Ursache und der überwiegend nicht beeinflussbaren Risikofaktoren der Sarkoidose also nicht vorbeugen. Bei entsprechenden Symptomen und einem Verdacht auf Sarkoidose sowie bei Vorliegen entsprechender Risikofaktoren, sollte man den Arzt darauf aufmerksam machen, um ihm gegebenenfalls die Diagnostik zu erleichtern.

Symptome

Die Symptome einer Sarkoidose genau zu umreißen, ist schwierig, denn obwohl in den meisten Fällen die Lunge betroffen ist, können dennoch auch andere Organe in Mitleidenschaft gezogen werden. Die möglichen Symptome und Warnzeichen für eine Sarkoidose sind also entsprechend vielfältig.

Da sie oftmals zum Verwechseln ähnlich sind mit anderen Erkrankungen, kommt es leider viel zu häufig zu Fehlinterpretationen der Symptome. Denn die typischen Beschwerden wie Müdigkeit, Hautveränderungen, Fieber, Abgeschlagenheit, Muskel- und Gelenkschmerzen, Gewichtsverlust und ein allgemeines Krankheitsgefühl, das einer Grippe gleicht, können auch auf Grund anderer Erkrankungen auftreten.

Da fast immer die Lunge beteiligt ist, entstehen in Verbindung mit den oberen Atemwegen häufig die auffälligsten Symptome wie ein Druckgefühl in der Brust und ein zunehmender Husten, der sich bis zu einer Atemnot entwickeln kann und insbesondere bei körperlicher Belastung auftritt. Auffällig ist meist auch eine Schwellung der Lymphknoten. Es gibt allerdings auch zahlreiche Sarkoidose-Patienten, die gar keine Symptome aufweisen und ihre Erkrankung demzufolge gar nicht bemerken. Bei ihnen wird die Sarkoidose meistens zufällig entdeckt, wenn aus einem anderen Grund eine Röntgenaufnahme des Oberkörpers erfolgt.

Da die meisten Allgemeinmediziner nur sehr wenig Erfahrung mit Sarkoidose haben, ist es sinnvoll, bei einem Verdacht direkt einen Lungenfacharzt zu konsultieren. Dieser hat die größte Erfahrung mit Sarkoidose und kann auf Grund der häufigen Betroffenheit der Lunge in den meisten Fällen eine zuverlässige Diagnose stellen.

Bei der akuten Verlaufsphase der Sarkoidose treten neben Fieber, Gelenkschmerzen und Schwellungen der Leber und Milz auch Entzündungen des Unterhautfettgewebes auf. Ist die Haut betroffen, treten auch hier knötchenförmige Veränderungen in verschiedenen Mustern auf.
Diese sind eines der frühesten wahrnehmbaren Symptome. Wenn das Herz bei der Sarkoidose-Erkrankung in Mitleidenschaft gezogen ist, zeigen sich mitunter Herzrhythmusstörungen und Herzmuskelschwäche. Sind auch die Augen betroffen, kommt es oft zu einer Entzündung der mittleren Augenschleimhaut.

In den seltenen Fällen, in denen die Nieren von der Krankheit angegriffen werden, zeigt sich mitunter eine Störung im Kalziumstoffwechsel. Diese kann, muss aber nicht, mit einer Verkalkung der Nieren einhergehen. Das so genannte „Jüngling-Syndrom" tritt auf, wenn die Sarkoidose auch die Knochen in Mitleidenschaft zieht. Dabei kommt es zu zystischen Umwandlungen der Fingerknochen.

Liegt ein Befall der Nerven vor, äußert sich dieser mitunter in einer einseitigen Schwäche der Muskeln des Gesichtsnervs. Man spricht dann von dem Heerfordt-Syndrom. Hierbei kann sich eine vollständige Lähmung der einen, aber auch beider Gesichtshälften entwickeln. In sehr seltenen Fällen werden auch die Hirnhaut und die Nasennebenhöhlen befallen. Hierbei kann es möglicherweise zu einer Zerstörung des Knorpels kommen.

Noch seltener wird der Hypothalamus-Hypophysen-Regelkreis in Mitleidenschaft gezogen. Darunter versteht man die Zusammenarbeit zweier Bereiche des menschlichen Gehirns, nämlich des Hypothalamus und der Hypophyse. Diese sind für die Steuerung des Hormonsystems verantwortlich. Kommt es nun zu einer Störung dieses Regelkreises, zeigen sich Erkrankungen, die im Zusammenhang mit dem Hormonhaushalt stehen.

Im Falle der Störung des Hypothalamus-Hypophysen-Regelkreises durch eine Sarkoidose kann es als Folge davon zu einem Diabetes insipidus kommen. Darunter versteht man eine Form der Diabetes, die mit einem vermehrten Urindrang und einer erhöhten Urinausscheidung einhergeht. Zusätzlich tritt ein stetiges Durstgefühl auf.

Häufige Symptome im Überblick

- Geschwollene Lymphknoten
- Müdigkeit
- Kurzatmigkeit
- Atemnot
- Trockener Husten
- Grippegefühl
- Hautveränderungen, z. B. rotblaue, schmerzhafte Flecken
- Sehstörungen
- Gewichtsverlust
- Gelenkschmerzen am Sprunggelenk
- Geschwollene Gelenke
- Keuchen
- Hörstörungen
- Leichtes Fieber
- Nachlassen der Leistungsfähigkeit
- Entzündung der Regenbogenhaut des Auges
- Allgemeines Krankheitsgefühl
- Schmerzen in der Brust
- Chronische Infektionen wie Mandel- und Kehlkopfentzündung, Bronchitis

Zu diesen zumeist auf der körperlichen Ebene in Erscheinung tretenden Symptomen gesellen sich im Laufe der Zeit häufig noch psychische hinzu, die sich zu Depressionen und ernsthaften Zukunftsängsten auswachsen können.

Je nach Verlaufsform treten die Symptome plötzlich ohne jegliche Vorankündigung auf. Und genauso plötzlich können sie auch ohne eine Therapie wieder verschwinden. Bei chronischen Verlaufsformen kommt es im Gegensatz zur akuten Sarkoidose wesentlich häufiger zu lang andauernden behandlungsbedürftigen Symptomen, die mitunter sogar lebenslänglich bestehen bleiben können.

Betroffene Organe

Da die Sarkoidose eine systemische Krankheit ist, kann sie alle Organe betreffen. Im Wesentlichen handelt es sich um diese:

Organ	**Häufigkeit in ca.-Angaben**
Lunge	90%
Lymphknoten	90%
Leber	70%
Milz	50-70%
Haut	25%
Herz	20-30%
Leber	12%
Augen	10%
Nervensystem	15%
Nieren	10%
Gelenke	10%
Muskeln	10%
Kalziumstoffwechsel	4%

Augensarkoidose

Sarkoidose kann das Auge betreffen, ohne dass überhaupt Symptome auftreten. Das ist der Grund, warum bei einer Sarkoidose auch trotz ausbleibender Augenbeschwerden regelmäßig Augenuntersuchungen erfolgen sollten.

Aber nicht immer verläuft der Befall der Augen symptomlos. Wenn das Auge durch die Sarkoidose-Erkrankung befallen ist, kann dies alle Bereiche des Auges betreffen. In den meisten Fällen zeigt sich eine Beteiligung der Adernhaut, Netzhaut, Bindehaut oder der Tränendrüsen. Am häufigsten ist die Entzündung der mittleren Augenhaut, die auch als Regenbogenhautentzündung (Uveitis) bezeichnet wird.

Das trockene Auge stellt sich ein, wenn die Tränensäcke durch Entzündungen blockiert sind. Auch eine Erweiterung der Tränendrüse kann entstehen, wenn die Drüsen durch Entzündungen oder Granulome geschwollen sind. Die hiermit einhergehenden Symptome äußern sich durch verschwommene Sicht, Juckreiz, tränende Augen, Brennen, Trockenheit, starke Rötungen, Lichtempfindlichkeit, Augenschmerzen und verschwommenes Sehen.

Da bei einem Befall des Sehnervs auch schwerwiegende Probleme wie ein Glaukom oder grüner Star auftreten können, infolgedessen beträchtliche Einschränkungen der Sehschärfe bis hin zu einer vollständigen Erblindung möglich sind, sofern keine rechtzeitige Behandlung stattfindet, ist eine regelmäßige augenärztliche Untersuchung bei Sarkoidose-Patienten erforderlich.

Hautsarkoidose

Wenn bei der Sarkoidose die Hautveränderungen im Vordergrund stehen, spricht man von einer kutanen Sarkoidose.

Bei bis zu 25% der Patienten kommt es zu einer Beteiligung der Haut. Allerdings werden die Symptome der Hautsarkoidose häufig mit anderen Hauterkrankungen wie beispielsweise Neurodermitis, Ekzemen und Schuppenflechte verwechselt.

Bei der Hautsarkoidose entstehen sowohl charakteristische als auch uncharakteristische Hautveränderungen. Als charakteristisch gelten die so genannte Lupus Pernio, die kleinknotige Sarkoidose, sowie die plaqueförmige und knotige Sarkoidose.

Ein geradezu typisches Anzeichen der akuten Verlaufsform ist die so genannte Knotenrose, die auch als Erythema nodosum bezeichnet wird.

Wenn Bereiche am Kopf betroffen sind, kann dies zu Entstellungen führen und somit psychisch sehr belastend wirken.

Die Hautsarkoidose tritt häufig mit anderen Formen der Sarkoidose gemeinsam auf. So sind bei vielen Patienten auch die oberen Atemwege beteiligt sowie die Knochen und Augen. Der Krankheitsverlauf schreitet oftmals langsam und schrittweise voran.

Eine Hautsarkoidose wird häufig mit Allopurinol behandelt, ein Präparat, das auch bei chronischer Gicht eingesetzt wird.

Erythema nodosum (Knotenrose)

Bei vielen Patienten äußert sich die Sarkoidose zu Beginn der Erkrankung durch druckschmerzhafte rote Knoten am Unterschenkel. In der Nähe liegende Gelenke schwellen häufig an.

Dieses Krankheitsbild wird mit dem Namen Erythema nodosum bezeichnet, umgangssprachlich wird diese Erscheinung oft Knotenrose genannt. Dabei handelt es sich um eine Entzündung des Unterhautfettgewebes. Es zeigt sich vor allem an der Vorderseite der Beine und ist meistens sehr schmerzhaft. Die Knoten können kirsch- bis pflaumengroß werden.

Diese druckschmerzhafte bläulichroten Hautflecken und -knoten treten vornehmlich symmetrisch an Unterschenkeln, Knien und Fußgelenken oder an den Armen auf. Die hierdurch entstehenden Knoten sind unscharf begrenzt.

Auch ohne Behandlung bildet sich die Knotenrose innerhalb von bis zu 8 Wochen meistens von alleine zurück.

Lupus Pernio

Lupus Pernio tritt vergleichsweise selten auf, kann aber eine große psychische Belastung für die Betroffenen sein, weil diese Erkrankung so offensichtlich ist und im wahrsten Sinne des Wortes mitten im Gesicht stattfindet. Dabei kann es in einigen Fällen zu irreversiblen Schäden der betroffenen Knorpel und Knochen kommen.
Optische Langzeitschäden besonders im Nasenbereich sind möglich. Die Hautveränderung ist gekennzeichnet durch bläuliche Schwellungen der Wangen, Nase, Lippen und Hände, die in der Regel mit einer Erosion einhergehen. Unter einer

Erosion versteht der Mediziner eine Veränderung der Haut oder der Schleimhäute. Sie geht mit einem Verlust der oberen Hautschicht, also der Oberhaut, einher. Die untere Hautschicht, die so genannte Unterhaut, bleibt dagegen unverletzt. Daher kommt es nicht zu Blutungen, aber mitunter kann die Erosion nässen. Die Abheilung von Erosionen erfolgt zumeist ohne Narbenbildung.

Lupus Pernio wird auch als die Sarkoidose des Nasenknorpels bezeichnet, weil deren hauptsächliches Symptom in einem Anschwellen der Nasenspitze und mitunter auch der Wangen, Lippen und Ohren besteht. Oftmals sind auch die Nasenschleimhaut und der Nasenknorpel von der Erkrankung betroffen. Daneben gilt Lupus Pernio als Anzeichen für eine chronisch fibrosierende Sarkoidose, weil sie meistens in diesem Zusammenhang auftritt. Der Begriff Fibrose kennzeichnet hierbei eine als krankhaft einzustufende Vermehrung des Gewebes.

Weitere Hautveränderungen

Die Hautsarkoidose kann noch weitere Veränderungen der Haut mit sich bringen. Häufig führen die Granulome zu Veränderungen von alten Narben und Tätowierungen. Sie sind als Unebenheiten unter oder auf der Haut zu erkennen, die sich um die Narben oder Tattoos herum ansiedeln. In der Regel bilden sie sich zwar nicht zurück und sind somit eine optische Beeinträchtigung, aber sie schmerzen und jucken nicht.

Operation

Die meisten Hautveränderungen, die auf Grund der Sarkoidose entstehen, lassen sich mit Cortison oder anderen Medikamenten unter Kontrolle bringen.
Nur in wenigen Fällen führt diese Behandlung nicht zum Erfolg, so dass eventuell ein operativer Eingriff angezeigt sein könnte.

Allerdings kann es bei Sarkoidose-Patienten nach der Operation zu Narbenbildungen kommen. Diese möglicherweise auftretende Folge sollte bei der Entscheidung für oder gegen einen operativen Eingriff abgewogen werden.

Heerfordt-Syndrom (Speicheldrüsen-Sarkoidose)

Diese Sarkoidoseform wurde nach dem dänischen Augenarzt Christian Frederick Heerfordt benannt. Sie ist eine selten vorkommende Variante und dementsprechend unbekannt.

Bei ihr kommt es zu einer chronischen Entzündung der Ohrspeicheldrüse sowie der Tränendrüse. Diese schmerzhaften Entzündungen können auch zu Schwellungen der Wangen führen und mit einer Gesichtslähmung einhergehen. Neben Fieber kommt es in einigen Fällen auch zu Augenentzündungen, die die Iris und Ziliarmuskeln betreffen.

Herzsarkoidose

Eine Herzsarkoidose kann in jedem Stadium der Erkrankung auftreten, zeigt sich aber ab einer Sarkoidose im Stadium 2 mit höherer Wahrscheinlichkeit.

Folge einer Herzsarkoidose können Störungen der Reizleitung sein. Dies ist eine der gefährlichsten Folgen der Sarkoidose, weil bei einer Schädigung des Reizleitungssystems tödliche Herzrhythmusstörungen auftreten können. Diese gelten als **Hauptverursacher für plötzliche Todesfälle im Zusammenhang mit der Sarkoidose**.

Bei der Herzsarkoidose ist die Stellung einer Diagnose besonders schwierig, da die Veränderungen des Herzgewebes nur unter dem Mikroskop sichtbar sind.
In den meisten Fällen ist die Diagnose einer Herzsarkoidose eine Verdachtsdiagnose, die bei einem gesicherten Sarkoidosebefund für ein anderes Organ gestellt wird.

Das Fatale der Herzsarkoidose besteht darin, dass häufig keine Symptome auftreten, so dass die Patienten von ihrer Krankheit nichts bemerken.

Treten doch Symptome auf, so sind diese sehr vielfältig und stehen nicht immer augenscheinlich mit einer Herzerkrankung in Zusammenhang. Dies gilt besonders für das Gefühl, sich benommen zu fühlen oder ohnmächtig zu werden. Auch die auftretende Kurzatmigkeit wird nicht immer mit dem Herz in Verbindung gebracht, weil diese auch durch eine Lungenerkrankung auftreten kann.

Auffälliger sind hingegen unregelmäßige Herzschläge, die sich wie Herzklopfen anfühlen. Die Hauptsymptome der Herzsarkoidose sind Herzrhythmusstörungen und Übelkeit. Im späten Stadium der Herzsarkoidose sind häufig Schwellungen der Beine festzustellen.

Die auf Grund der Herzsarkoidose auftretenden Krankheitsbilder reichen von allgemeinen Herzproblemen, bei denen es zu einem gestörten Blutfluss durch das Herz kommt hin bis zu

Herzinfarkten. Während dies allerdings vergleichsweise selten auftritt, entsteht eine Herzinsuffizienz wesentlich häufiger. Hierbei ist die Herzleistung deutlich vermindert, so dass nicht genügend Blut durch den Körper gepumpt wird. Außerdem kann es auch zu Arrhythmien kommen, bei denen der Herzschlag nicht im gleichmäßigen Takt erfolgt oder zur Perikarditis, also einer Entzündung des Herzens.

Wenn eine Verdickung des Herzmuskels in Verbindung mit Granulomen entsteht, kann dies zu einem plötzlichen Tod führen. Eine Herzbeteiligung durch die Sarkoidose ist also eine sehr schwerwiegende Angelegenheit. Aus diesem Grund ist es immens wichtig, bei einer Sarkoidose das Herz regelmäßig untersuchen zu lassen.

HNO-Bereich

Möglich ist auch eine Erkrankung von Organen des Hals-Nasen-Ohren-Bereiches.

In sehr seltenen Fällen kann der Kehlkopf betroffen sein. In der Folge führt dies zu Störungen der Stimme, Heiserkeit, Schluckbeschwerden und Luftnot.

Durch die Granulome kann es auch zu chronischen Entzündungen der Nasennebenhöhlen kommen. Die hierdurch auftretenden Symptome werden von den Betroffenen in erster Linie als lästig empfunden, da sie sich durch eine ständig fließende Nase, chronischen Schnupfen oder Kopfschmerzen äußern.

Kleinknotige Sarkoidose

Bei dieser Form der Sarkoidose ist besonders das Gesicht betroffen und hier vor allem die Stirn und die Region um den Mund. Eine Ausbreitung auf den gesamten Körper ist möglich.

Diese Form der Sarkoidose tritt in der Regel sehr plötzlich auf, jedoch bildet sie sich auch innerhalb einiger Wochen wieder zurück.

Knochensarkoidose, Gelenke und Muskelschwäche

Die Sarkoidose betrifft bei etwa einem Drittel der Sarkoidose-Patienten die Knochen und Gelenke.

Eine Muskelsarkoidose tritt mit etwa 10% deutlich weniger auf, ist allerdings eine sehr beeinträchtigende Erkrankung.

Von einer Knochensarkoidose spricht man, wenn Teile des Bewegungsapparates von der Krankheit betroffen sind. Dazu zählen nicht nur die Knochen, wie der Name nahe zu legen scheint, sondern auch alle anderen Teile, wie Gelenke, Muskeln oder Sehnen.
In der medizinischen Welt wird diese Erkrankung oft auch „Morbus Jüngling" genannt. Betroffen sind hierbei zumeist Hand- und Fußgelenke, doch auch andere Bereiche können erkranken wie unter anderem die den Krankheitsherd umgebenden Weichteile. Sind Knochen betroffen, so kann es in diesen zu einer Zystenbildung kommen, die zu einem Anschwellen der Gelenke führt.

Die Entzündungen rufen Schmerzen in allen betroffenen Gelenken hervor, was zumeist zu einer eingeschränkten Gebrauchsfähigkeit des jeweiligen Gliedes führt.

Häufig wird eine früh einsetzende Arthritis festgestellt, die sich durch Steifigkeit und Schwellungen in Händen und Füßen bemerkbar macht. Im Normalfall tritt diese Arthritis innerhalb der ersten 6 Monate der Krankheitsentstehung auf und äußert sich durch plötzliche Schwellungen der Fußknöchel, Handgelenke oder Finger. Auch die Ellbogengelenke können betroffen sein.

Wenn die Arthritis erst im späteren Stadium der Sarkoidose in Erscheinung tritt, verläuft sie meist deutlich milder und verursacht nicht so starke Schmerzen wie die früh einsetzende Arthritis. Diese späte Variante geht häufig einher mit Hautsymptomen wie beispielsweise der Knotenrose.

Leider sind die Erfahrungen jedoch derart, dass die späte Arthritis lange andauert und häufig auch das ganze weitere Leben begleitet. Zwar kann es zwischenzeitlich immer wieder zu Remissionen kommen, aber in der Regel kehrt die Arthritis wieder zurück. Bleibende Gelenkschäden sind dann nicht auszuschließen.

Bei bis zu 80% der Sarkoidose-Patienten kommt es auch in der Skelettmuskulatur zur Bildung von Granulomen. Bei den meisten Betroffenen entstehen sie in den Muskeln des Schultergürtels sowie im Nacken, Hüftgürtel und in den Armen. Auf Grund einer Schädigung der Muskeln kann eine chronische Myopathie entstehen, die auch Muskelerkrankung oder Muskelschwäche genannt wird. Von dieser Form der Sarkoidose bleiben Männer meistens verschont, sie betrifft deutlich mehr Frauen.

Kopfhaut

Die Kopfhaut-Sarkoidose gehört zu den selten auftretenden Varianten. Möglicherweise liegt hier aber eine große Dunkelziffer vor, weil das Vorkommen von Kopfhaut-Sarkoidose sehr unbekannt ist. So wird die Ursache von Haarausfall oftmals fehlinterpretiert und nicht im Zusammenhang mit der Sarkoidose gesehen.

Das Hauptproblem der Diagnostik liegt darin, dass die Kopfhaut-Sarkoidose sehr unterschiedliche Formen annehmen kann.

Lebersarkoidose

Die Leber ist bei bis zu 80% der Sarkoidose-Patienten betroffen. Da hierdurch jedoch häufig keinerlei Symptome auftreten, wird dies nur sehr selten bemerkt. Der Verlauf der Lebersarkoidose ist normalerweise gutartig, so dass die Leber meistens keine bleibenden Schädigungen erfährt.

Wenn doch Symptome auftreten, können sich diese durch Fieber und juckende Haut äußern. Auch Müdigkeit und Abgeschlagenheit sind häufige Zeichen für eine Funktionseinschränkung der Leber. Die Leber selbst macht sich nicht mit Schmerzen bemerkbar, aber durch eine granulombedingte Vergrößerung kann ein dumpfer oder ziehender Schmerz unterhalb des rechten Rippenbogens auftreten.

Kommt es auf Grund einer Leberbeeinträchtigung zur Gelbsucht, so ist diese an gelben Augen und gelber Haut zu erkennen. In einigen Fällen wird die Erkrankung der Leber von Übelkeit und Erbrechen begleitet.

Eine Leberzirrhose ist eine sehr ernste Erkrankung, die tödlich enden kann. Sie tritt im Zusammenhang mit Sarkoidose allerdings eher selten auf und entsteht durch Entzündungen und Narbenbildungen auf Grund der Granulome.

Lungensarkoidose

Das am Häufigsten betroffene Organ ist zweifelsohne die Lunge. Die Lungensymptome äußern sich durch verschiedene Auffälligkeiten wie Schmerzen oder Engegefühl im Brustkorb, pfeifendes Atmen, Atemprobleme, Kurzatmigkeit und in seltenen Fällen auch durch einen Bluthusten. Diese Symptome werden meistens von einem trockenen Husten begleitet, der auf Grund der Entzündung der Atemwege oder Bronchien entsteht.

In schwerwiegenden Fällen führt die Sarkoidose zu einer pulmonalen Fibrose, die dann entsteht, wenn sich durch die Entzündungen Vernarbungen des Lungengewebes bilden. Dieses Narbengewebe führt zu einer Abnahme des Sauerstoffgehaltes im Blut.

Auch eine pulmonale Hypertonie kann entstehen, bei der es zu einer Erhöhung des Blutdrucks im Lungenkreislauf kommt. Diese Patienten weisen eine starke Beeinträchtigung ihrer körperlichen Leistungsfähigkeit auf.

Bronchiektasen sind eine weitere Folge der Lungensarkoidose. Hierbei handelt es sich um nicht mehr rückgängig zu machenden Erweiterungen der mittleren und kleinen Bronchien. Die Bronchiektasen machen sich durch Husten bemerkbar, der mit einem übelriechenden zähen Schleim einhergeht.

Zu dem oftmals gefürchteten Lungenkollaps (Pneumothorax) kommt es bei etwa 2% der Sarkoidose-Patienten. Man geht allerdings davon aus, dass dies nicht ursächlich durch die Sarkoidose geschieht, sondern dass die Lunge bereits im Vorfeld durch eine andere Erkrankung geschädigt war.

Anhand der Lunge kann man die Sarkoidose in verschiedene Verlaufsstadien einteilen. Dies geschieht auf Grundlage einer Röntgenaufnahme, die das Muster und die Ausprägung der Sarkoidose gut darstellt. Lesen Sie für weitere Informationen das Kapitel „Verlaufsformen und Stadieneinteilung".

Lymphknoten

Genauso wie die Lunge, so sind auch die Lymphknoten fast immer durch die Sarkoidose betroffen.

Wenn es auf Grund der Sarkoidose zu Entzündungen der Lymphknoten kommt, schwellen diese an und vergrößern sich. Meistens sind die Lymphknoten im Brustbereich betroffen, aber auch am Hals, in den Achselhöhlen, in der Leistengegend und unter dem Kinn können die Lymphknoten anschwellen.
Die Vergrößerung der Lymphknoten an beiden Seiten der Bronchien ist quasi das Markenzeichen der Sarkoidose.

Milz

Die Milz ist ein häufig vergessenes Organ. Dabei gehört die Milz zu den wichtigsten, die der menschliche Körper überhaupt zur Verfügung hat. Sie befindet sich auf der linken Seite unterhalb der Rippen und ist dafür zuständig, rote und teilweise auch weiße Blutkörperchen zu produzieren. Die Milz gehört zum lymphatischen System und ist wichtig für die Regulation des Immunsystems.

Wenn durch die Sarkoidose die Milz betroffen ist, äußert sich dies häufig durch Müdigkeit und ein Druckgefühl oder sogar Schmerzen auf der linken Seite unterhalb der Rippen. Durch die Granulome kann die Milz anschwellen, so dass es zu einer Milzvergrößerung kommt.

Die Müdigkeit entsteht durch die Blutanämie. Da die Milz die roten Blutkörperchen nicht in der erforderlichen Menge produziert, wird der Körper nicht mehr mit ausreichend Sauerstoff versorgt. Wenn nicht genügend weiße Blutkörperchen vorhanden sind, die im Blut kursieren, wird der Körper infektionsanfälliger. Dieser Zustand wird als Leukopenie bezeichnet.

Neurosarkoidose

Ist das Nervensystem an der Erkrankung beteiligt, liegt eine Neurosarkoidose vor. Eine Beteiligung des Nervensystems und des Gehirns bei der Sarkoidose kommt bei ca. 15% der Sarkoidose-Patienten vor. Grundsätzlich kann jeder Bereich des Nervensystems betroffen sein.

Somit sind auch die auftretenden Symptome sehr vielfältig und reichen von Kopfschmerzen, Übelkeit, Erbrechen über Augenschmerzen bis hin zur Lähmung von Armen und Beinen. Auch von Krampfanfällen wird berichtet, sowie von Verhaltensänderungen und Stimmungsschwankungen.

Halluzinationen und Gedächtnisverlust können ebenfalls auftreten, gelten jedoch als relativ selten.

Das häufigste Symptom im Zusammenhang mit der Neurosarkoidose ist die so genannte Fazialisparese, die auch als Bell-Lähmung bezeichnet wird. Hierbei kommt es zu einer einseitigen Gesichtslähmung. Ein Taubheitsgefühl, Lähmungserscheinungen und Prickeln vornehmlich auf einer Gesichtshälfte sind typische Symptome für eine Neurosarkoidose. Wenn die Gesichtslähmung plötzlich auftritt, bildet sich diese im Laufe der Zeit häufig vollständig zurück.

In vielen Fällen sind die oben beschriebenen Symptome auf eine Nervenentzündung oder Nervenschäden zurückzuführen. Hierdurch kommt es beispielsweise auch zu der teilweisen Gesichtslähmung. Wenn eine periphere Neuropathie entsteht, äußert sich diese durch Taubheitsgefühle und allgemeines Schwächegefühl. Durch die Erkrankung kommt es zu einer Beeinträchtigung der Informationsübermittlung zwischen Gehirn und Rückenmark.

Ist der Sehnerv betroffen, zeigt sich das mitunter in Sehstörungen, wie beispielsweise in Form von Doppelbildern.

Wenn das Zentralnervensystem betroffen ist, kann sich dies in Kopfschmerzen äußern.
Weitere Symptome sind Veränderungen der Psyche (Vergesslichkeit, Verwirrtheit etc.), Sprachstörungen und Störungen im Sprachverstehen, sowie Fehlfunktionen beim Gehen und Stehen.

Wenn auf Grund der Sarkoidose Granulome im Gehirn oder Rückenmark entstehen, können diese schließlich auch zu einer Gehirnhautentzündung (Meningitis) führen.

Schließlich kann auch das Hormonsystem in Mitleidenschaft gezogen werden. Dies geschieht dann, wenn die Sarkoidose zu Schäden am Hypothalamus führt. Die Folge kann eine Unterfunktion der Hypophyse sein, was sich letztendlich als Hormonstörung bemerkbar macht.

Hormonstörungen entstehen auch dann, wenn die Hirnanhangdrüse betroffen ist. Hierbei besteht die Gefahr, dass ein Diabetes insipidus entsteht, weil die Hirnanhangdrüse das Hormon Vasopressin nicht mehr in ausreichender Menge produziert.

Nierensarkoidose

Nur selten sind die Nieren von Sarkoidose direkt betroffen. Häufiger als eine direkte Betroffenheit der Nieren ist eine indirekte Beeinträchtigung festzustellen. Diese entsteht dann, wenn auf Grund der Sarkoidose eine überhöhte Produktion von Vitamin D stattfindet. Die Granulome regen die Bildung von Vitamin D an.

Durch den erhöhten Vitamin D-Spiegel kommt es zu einer verstärkten Ausscheidung von Kalzium über den Urin. Wenn der überhöhte Kalziumspiegel jedoch über einen längeren Zeitraum besteht, kann dies zur Entstehung von Nierensteinen oder Kalziumablagerungen in den Nieren führen. Infolgedessen kann irgendwann ein Nierenversagen eintreten.

Wenn es zu Problemen mit Nieren oder Harnwegen kommt, äußern sich diese durch Schmerzen im Rückenbereich oder seitlich direkt unter den Rippen. Auch ein starker Harndrang kann ein wichtiger Hinweis auf eine Nierenbeteiligung sein.

Um möglichen Nierenproblemen wirksam vorzubeugen, sollte bei Sarkoidose-Patienten der Kalziumwert im Blut und Urin regelmäßig kontrolliert werden. Immerhin ist bei einem Drittel der Patienten ein erhöhter Wert im Urin (Hypercalciurie) messbar und bei etwa 10% kommt es zu einem erhöhten Kalziumwert im Blut (Hyperkalzämie).

Das Thema Kalzium darf also nicht auf die leichte Schulter genommen werden, da ein zu hoher Kalziumspiegel im Körper auf Dauer zu einem Verlust der Nierenfunktion und zu Nierenversagen führt.

Komplikationen der Sarkoidose

Während die Sarkoidose bei den meisten Patienten keine bleibenden Schäden hinterlässt, kann es bei einigen Betroffenen mit einer chronischen Sarkoidose zu Langzeitfolgen und Komplikationen kommen.

Welche der möglichen Komplikationen auftreten, ist davon abhängig, welches Organ von der Sarkoidose betroffen ist. Zu den bekanntesten Komplikationen beziehungsweise Langzeitschäden zählen eine Lungenfibrose, Sehbeeinträchtigungen, Niereninsuffizienz, Herzrhythmusstörungen und irreversible Lähmungen.

Augen

Bei einer Augensarkoidose kann die Erkrankung zu einem Katarakt und Glaukom mit anschließender Erblindung führen. Allerdings geschieht dies sehr selten.

Lungen

Bei den meisten Sarkoidose-Patienten ist die Lunge betroffen. Je nach Stadium der Erkrankung kann es zu irreversiblen Schädigungen des Lungengewebes kommen. Die schlechteste Prognose stellt die Lungenfibrose dar, bei der das entstandene Narbengewebe nicht mehr rückkehrbar ist.

Nervensystem

Wenn durch die Sarkoidose das Nervensystem betroffen ist und sich die Granulome im Gehirn und Rückenmark entwickeln, kann dies unter anderem zur Entzündung von Gesichtsnerven führen und eine Gesichtslähmung nach sich ziehen.

Nierenversagen

Bei einigen Patienten führt die Diagnose zu einem erhöhten Kalziumspiegel, was mit Fortschreiten der Erkrankung einen Ausfall der Nierenfunktion und somit Nierenversagen auslösen kann.

Herzerkrankungen

Eine Herzsarkoidose kann auf Grund der vorhandenen Granulome zu lebensbedrohlichen Herzerkrankungen führen. Auch wenn diese Fälle nur vergleichsweise selten auftreten, so kann die Herzsarkoidose zu Herzrhythmusstörungen und plötzlichem Herztod führen.

Vitamin D-Dysregulation

Häufig führt eine Sarkoidose zu einer Dysregulation von Vitamin D. Dies wird darauf zurückgeführt, dass Makrophagen innerhalb der Knötchen Vitamin D in seine aktive Form umwandeln.

Ein zu hoher Vitamin D-Spiegel führt zu einem Energiemangel und metallischem Geschmack, zu Müdigkeit, Gedächtnisverlust oder Reizbarkeit. Auch Dysfunktionen des Immunsystems können eine Folge sein, was wiederum die Ausbreitung der Sarkoidose begünstigt.

Schilddrüsenerkrankungen

Bei Frauen kommt es im Vergleich zu Männern häufiger zu einer Erkrankung der Schilddrüse in Verbindung mit Sarkoidose. Dabei besteht ein erhöhtes Risiko für verschiedene Formen der Schilddrüsenerkrankungen, denn eine Schilddrüsenunter- als auch– überfunktion sowie die Schilddrüsen-Autoimmunerkrankung Hashimoto können vermehrt auftreten. Man geht davon aus, dass das Vorliegen einer Autoimmunerkrankung die Schilddrüsenerkrankung begünstigt.
Direkte Granulombildungen in der Schilddrüse sind eher selten. Da das Risiko einer Fehlfunktion der Schilddrüse offensichtlich bei einer Sarkoidose erhöht ist, sollte diese regelmäßig überprüft werden.

Zöliakie

Sarkoidose kann vermehrt mit der erblich bedingten Darmerkrankung Zöliakie auftreten. Hierbei handelt es sich um eine chronische Erkrankung der Dünndarmschleimhaut, die in einigen Familien gehäuft vorkommt. Betroffene können das in vielen Getreidesorten vorkommende Klebereiweiß (Gluten) nicht vertragen und müssen sich zeitlebens glutenfrei ernähren. Geschieht dies nicht, führt dies zu einer Zerstörung der Darmzotten im Dünndarm. Als eine Folge kommt es zu einer unzureichenden Aufnahme von lebensnotwendigen Nährstoffen und zu einem erhöhten Risiko, an Darmkrebs zu erkranken.

Verlaufsformen

Der Verlauf der Sarkoidose ist von Person zu Person unterschiedlich und nie vorhersehbar. So kann die Erkrankung bei einigen Patienten als eine relativ harmlose Krankheit bewertet werden, indem ihre Symptome von allein und sogar ohne jegliche Behandlung in Form einer Spontanheilung zurückgehen. Andererseits bleiben die Symptome bei anderen Patienten ein Leben lang bestehen oder führen sogar zu einem tödlichen Ausgang (ca. 5%).

Für die Einschätzung des möglichen Krankheitsverlaufs bekommt der Arzt wichtige Hinweise durch die auftretenden Symptome als auch durch die ethnische Abstammung. Bei Patienten mit afroamerikanischer Abstammung weiß man beispielsweise, dass deren Sarkoidose häufig ungünstiger verläuft.

Und wenn die Symptome wie allgemeines Krankheitsgefühl, Schwellungen der Fußknöchel oder unerklärlicher Gewichtsverlust plötzlich auftreten, so ist dies für den Arzt oftmals ein

Hinweis darauf, dass es sich hierbei um eine akute Verlaufsform der Sarkoidose handelt, und die Krankheit wahrscheinlich nur von kurzer Dauer sein wird.

Wenn allerdings Symptome wie Atemnot und Hautveränderungen auftreten, so sind dies in vielen Fällen Hinweise auf einen schwerwiegenden und chronischen Krankheitsverlauf.

Leider gibt es bisweilen keinen Marker, der es ermöglichen würde, den Schweregrad oder Verlauf der Krankheit tatsächlich vorherzusehen. Als einzige derzeit verwendbare Hilfestellung in der Beurteilung der Erkrankung gilt die Stadieneinteilung, die auf der Basis der Lungenbeteiligung stattfindet. Denn das Ausmaß der Lungenbeteiligung kann verschiedene Schweregrade erreichen, die in bestimmte Stadien unterteilt werden und auch auf internationaler Ebene anerkannt sind. Für diese Stadieneinteilung werden Röntgenbefunde und die Computertomographie herangezogen.

Wie die Krankheit letztendlich verlaufen wird, lässt sich allerdings auch anhand dieser Kategorisierungen nicht vorhersagen.
Neben der Stadieneinteilung ist es wichtig, die Sarkoidose nach einem akuten oder chronischen Verlauf zu unterscheiden. Neben dieser Stadieneinteilung ist es für den weiteren Krankheitsverlauf auch immer entscheidend, welche weiteren Organe in welchem Ausmaß betroffen sind.

Die akute Verlaufsform

Eine akute Sarkoidose tritt quasi über Nacht und ohne Vorwarnung auf. Sie beginnt plötzlich mit starkem Fieber und allgemeinem Krankheitsgefühl. Abhängig davon, welches Organ durch die Sarkoidose betroffen wird, kommt es zu entsprechenden Symptomen.

Eine akute Verlaufsform tritt immer plötzlich und ohne Vorwarnung ein. Typisch hierbei ist zu Beginn der Erkrankung plötzlich auftretendes starkes Fieber (über 38°C), das mit einer Schwellung der Lymphknoten im Bereich der Lungen einhergeht. Diese Schwellung lässt sich im Röntgenbild an der Lungenwurzel in Form von beidseitigen Vergrößerungen der Lymphknoten (bihiläre LK-Schwellung) erkennen.

In den meisten Fällen kommt es zu Gelenkentzündungen, die häufig in beiden Sprunggelenken auftreten und sich durch starke Schmerzen äußern. Auch eine erhöhte Blutsenkungsgeschwindigkeit wird bei vielen Patienten beobachtet.

Ein geradezu typisches Anzeichen der akuten Verlaufsform ist die sog. Knotenrose, die auch als Erythema nodosum bezeichnet wird.

Sehr häufig werden diese verschiedenen Symptome durch Abgeschlagenheit und allgemeine Leistungsschwäche begleitet. In knapp der Hälfte der Fälle kommt es ebenso zu Übelkeit, Brechreiz und Magenbeschwerden, wie auch zu Beklemmungs- und Druckgefühlen im Brustbereich und zu leichter Atemnot. In rund 20% der Fälle treten Hustenreiz und Gewichtsverlust auf.

Als eine Sonderform der akuten Sarkoidose gilt das Löfgren-Syndrom. Etwa ein Drittel aller an Sarkoidose erkrankten Personen sind von der akuten Form betroffen. Besonders hoch ist hier der Anteil an jungen Frauen. Als klassische Symptome des Löfgren-Syndroms gelten neben dem plötzlichen Fieber auch Gelenkschmerzen, die vorrangig die Fußgelenke betreffen, sowie Hautveränderungen, die zunächst wie großflächige blaue Flecken aussehen.
Obwohl der Krankheitsverlauf der akuten Sarkoidose häufig sehr heftig ausfällt, ist die Prognose der akuten Form sehr günstig. In

80-90% aller Fälle kommt es innerhalb von ein bis zwei Jahren zu einer vollständigen Rückbildung aller Symptome der Krankheit. Ist dies nicht der Fall, sollten unbedingt regelmäßige Verlaufskontrollen vorgenommen werden, damit ein Übergang in einen chronischen Verlauf rechtzeitig erkannt und möglicherweise verhindert werden kann.

Da sich eine akute Sarkoidose meistens wieder zurückbildet, wird sie auch als zeitlich begrenzte Sarkoidose bezeichnet.

Die chronische Verlaufsform

Bei 10 bis 30% der Sarkoidose-Patienten handelt es sich um einen chronischen Verlauf. Hierbei kommt es teilweise zu einer sehr starken Beeinträchtigung der Lungenfunktion, die durch Atemnot und Reizhusten gekennzeichnet ist.

Die chronische Sarkoidose beginnt im Gegensatz zur akuten Verlaufsform häufig schleichend und symptomarm, manchmal sogar ganz ohne Vorzeichen. Daher bleibt sie zumeist eine lange Zeit unbemerkt.

In der Regel sind die Beschwerden so gering, dass die Betroffenen keinen Anlass haben, einen Arzt aufzusuchen. Lediglich wenn sich Veränderungen der Haut oder der Augen zeigen, wird frühzeitig ein Arzt aufgesucht. In allen anderen Fällen erfolgt der Befund zufällig bei einer Routineuntersuchung.

In ca. 50% der Fälle kann es bei einer günstigen Entwicklung der chronischen Sarkoidose zu einem Stillstand der Krankheit kommen. Ist dies nicht der Fall, treten im weiteren Verlauf zusätzliche uncharakteristische Beschwerden auf. Häufig sind dies ein trockener Husten, ein Engegefühl in der Brust und eine

Atemnot, die völlig unabhängig von einer Belastung in Erscheinung treten kann. Häufig werden diese Beschwerden durch Lymphknotenschwellungen begleitet. Zudem kommt es hier oft zur Beeinflussung und Erkrankung weiterer Organe.

In Abhängigkeit davon, welche Organbeteiligungen vorliegen und in welchem Stadium sich die Erkrankung befindet, kommt es bei vielen Patienten nach einer medikamentösen Behandlung zur kompletten Heilung. In einigen Fällen reicht ein Behandlungszyklus mit Cortison aus. Aber auch von Spontanheilungen der chronischen Verlaufsform wird immer wieder berichtet.

Zwar ist die chronische Verlaufsform durch wiederholte Krankheitsschübe gekennzeichnet, dennoch können die Symptome auch viele Jahre lang gleichbleiben. Ohne Behandlung kann es jedoch schrittweise zu einer kontinuierlichen Verschlechterung kommen.

Bei Afro-Amerikanern kommt es öfter zu schweren Verläufen, und sie sprechen in der Regel wesentlich schlechter auf die medikamentöse Behandlung an. Auffallend ist auch, dass sie eher zur Hautsarkoidose neigen als andere Bevölkerungsgruppen. Beispielsweise ist von Japanern bekannt, dass sie eher Herz- oder Augensarkoidose bekommen.

Je nachdem, welches Organ durch die Sarkoidose betroffen ist, bedeutet die Erkrankung eine besondere Schwere. Besonders wenn die Granulome lebensnotwendige Organe wie etwa Herz, Nieren, Lunge, Leber und Gehirn beeinträchtigen, kann die Krankheit im schleichenden Prozess einen tödlichen Verlauf nehmen. Derzeit geht man davon aus, dass etwa 5% aller chronischen Verläufe tödlich enden.

Besonders die Einschränkung der Lungenfunktion lässt sich bei einigen Patienten kaum vermeiden. Eine Nierenbeteiligung ist zwar eher selten, aber sie kann auf Grund der damit einhergehenden Störung des Kalziumstoffwechsels lebensbedrohliche Konsequenzen wie Nierenversagen mit sich bringen. Auch eine Herzbeteiligung kann auf Grund von Herzrhythmusstörungen zu lebensbedrohlichen Situationen führen.

Diese Beispiele zeigen die Ernsthaftigkeit, die eine Sarkoidose bedeuten kann. Sie bedeuten aber auch, dass die Prognose bei der chronischen Variante im Vergleich zur akuten Vergleichsform deutlich schlechter ist. Häufig hängt dies damit zusammen, dass Sarkoidose erst spät erkannt wird und sich die Behandlung dadurch verzögert.

Zwar kann die Erkrankung in vielen Fällen durch Cortison gut behandelt werden, dennoch gibt es auch zahlreiche Patienten, deren Krankheitsverlauf sich durch eine medikamentöse Therapie nur schwer beeinflussen lässt.

Stadieneinteilung

Stadium 0

Bei einer Sarkoidose vom Typ 0 zeigt das Röntgenbild keine Auffälligkeiten, und die Lungenfunktion ist normal. In diesem Stadium ist es noch nicht zu einer Lungenbeteiligung gekommen, allerdings sind Organe außerhalb des Brustkorbes betroffen.

Stadium 1

Von einer Sarkoidose im Stadium 1 spricht man, wenn sich zwar eine Vergrößerung der Lymphknoten zwischen den beiden Lungenflügeln zeigt, jedoch das Lungengewebe nicht befallen ist. Das Gewebe der Lunge ist in diesem Stadium unauffällig. Bei ca. 50% der Patienten befindet sich die Erkrankung am Tag der Diagnosestellung im Stadium 1. Innerhalb der ersten 3 Jahre kommt es bei 75% der Patienten zu einer spontanen Rückbildung.

Stadium 2

Am Tag der Diagnosestellung liegt bei etwa einem Drittel der Patienten das Stadium 2 vor. Hierbei ist es bereits zu beidseitigen Vergrößerungen der Lymphknoten gekommen.

Zudem sind bereits nicht klar abgrenzbare Bildungen von Granulomen im Lungengewebe entstanden. Auf Röntgenbildern ist in diesem Stadium ein Schatten der Lunge zu erkennen, aber auch streifige oder fleckige Veränderungen der Lungenzeichnung werden oft festgestellt.

Bei etwa 50 bis 70% der Betroffenen kommt es zu einer Spontanheilung.

Stadium 3

Das Stadium 3 liegt vor, wenn das Röntgenbild zwar einen Befall der Lunge anhand eines Schattens erkennen lässt, aber keine Beteiligung beziehungsweise Vergrößerung der Lymphknoten vorliegt. In diesem Stadium geht man von einer spontanen Rückbildungsquote von 25 bis 30% aus.

Stadium 4

Im Stadium 4 liegt eine sichtbare Beteiligung des Lungengerüsts vor, bei der es zu einer dauerhaften Vernarbung des Lungengewebes kommt. Dieser Zustand wird als ein fibrotischer Umbau bzw. als Fibrose bezeichnet. Hieraus resultiert eine Beeinträchtigung oder sogar der Verlust der Lungenfunktion. Eine Lungenfibrose ist nicht rückbildungsfähig (irreversibel), so dass dauerhafte Schäden bestehen bleiben.

Die Lungenfibrose äußert sich durch Müdigkeit und eine allgemeine Einschränkung der körperlichen Leistungsfähigkeit. Häufig wird die Fibrose durch Husten begleitet. Als Folge der gestörten Sauerstoffversorgung kann die Lungenfibrose zu Beeinträchtigungen des Herzens in Form von Herzschwäche und Herzrhythmusstörungen führen.

Ein erfahrener Arzt kann die Fibrose meistens schon anhand einer Untersuchung mit dem Stethoskop erahnen.

Prognose

Die Prognose einer Sarkoidose-Erkrankung ist sehr unterschiedlich und von verschiedenen individuellen Faktoren abhängig. Somit sind nur wenige allgemein gültige Empfehlungen möglich.

Allerdings weiß man mittlerweile, dass die Prognose umso günstiger ist, je jünger der Patient ist und je akuter sich der Verlauf der Krankheit zeigt. Überhaupt gelten die Heilungsaussichten bei einer akuten Sarkoidose trotz des meist heftigen Verlaufs als sehr günstig.

Bei ca. 95% der Betroffenen sind spätestens ein Jahr nach der Diagnose auch die möglichen Lungenveränderungen vollkommen zurückgebildet. Bei vielen Patienten tritt diese spontane Selbstheilung sogar innerhalb weniger Wochen ein, ohne dass eine Therapie nötig würde. Patienten, die eine Spontanheilung erfahren, bekommen übrigens selten einen Rückfall.

Hingegen ist bei einem chronischen Verlauf die Prognose ungünstiger und immer davon abhängig, in welchem Stadium sich die Sarkoidose zum Zeitpunkt der Diagnose befindet und welche Symptome auftreten.

Bei Patienten mit einer Knotenrose gilt die Prognose beispielsweise als sehr günstig. Wenn jedoch eine Lungensarkoidose länger als zwei Jahre besteht, gilt es als unwahrscheinlich, dass diese sich ohne eine Therapie zurückbildet. Besonders wenn die Lungensarkoidose farbige US-Amerikanerinnen betrifft und bereits mehr als drei verschiedene Organe an Sarkoidose erkrankt sind, sind dies ungünstige Voraussetzungen für eine vollständige Heilung.

In leichteren chronischen Fällen ist es dennoch möglich, dass durch eine einmalige Cortisonbehandlung eine dauerhafte Rückbildung der Symptome erreicht wird. So sind auch im Stadium 2 noch häufige Spontanheilungen möglich. In allen anderen Fällen kann man von einem chronischen Verlauf der Krankheit ausgehen, der sich auch noch weiter verschlechtern kann.

Für diese Patienten ist es wichtig, sich regelmäßigen Kontrolluntersuchungen zu unterziehen, um den Verlauf der Erkrankung zu beobachten und die medikamentöse Behandlung gegebenenfalls anzupassen. Zusammenfassend kann gesagt werden, dass sich nur etwa 5% der Fälle von akuter Sarkoidose zu einer chronischen Erkrankung weiterentwickeln. Dabei führt die Krankheit bei etwa 5% der Patienten zum Tod, insbesondere wenn lebensnotwendige Organe wie Herz, Lunge, Leber, Nieren und Gehirn betroffen sind.

Der lange Weg bis zur Diagnose

Sarkoidose gehört zweifelsohne zu den noch immer unbekannten Krankheiten. Dies führt zum Leidwesen der Betroffenen dazu, dass viele Ärzte mit diesem Krankheitsbild nicht ausreichend vertraut sind und die oftmals diffusen oder gar widersprüchlich wirkenden Symptome nicht richtig einordnen können. Langjährige Ärzteodysseen sind keine Seltenheit. Viele dieser Leidenswege gleichen einer Odyssee und führt die Betroffenen von „Pontius zu Pilatus".

Trotz allen Missmutes, den viele Betroffene berechtigterweise von sich geben, darf man allerdings eines nicht vergessen: Viele Ärzte erleben die Sarkoidose nicht täglich in ihrer Praxis und sind somit mit dem Erscheinungsbild, den Diagnostikmöglichkeiten und Therapien nicht vertraut. Dies ist ein Schicksal, das die meisten Sarkoidose-Patienten miteinander teilen.

Ausnahmen, bei denen es schneller zur richtigen Diagnose kommt, gibt es natürlich auch und betreffen hauptsächlich Personen mit einer akuten Sarkoidose, die sich durch plötzliche auffällige Symptome bemerkbar macht. Anders verhält sich dies bei den chronischen Verläufen, die meistens schleichend und somit ohne einschneidendes Ereignis beginnen, an dem man den Start dieser mysteriösen Erkrankung festmachen könnte.

Der schleichende Prozess bringt es mit sich, dass man sich zunehmend müde fühlt, obwohl man ausreichend geschlafen hat. Diese stetige Müdigkeit ist nicht auf Überarbeitung und Stress oder ähnliche Auslöser zurückzuführen. Man ist einfach ständig und überall müde und erschöpft, aber weiß nicht warum. In vielen Fällen ist genau diese Situation der Grund, irgendwann einen Arzt aufzusuchen, denn es wird immer schwieriger, den Alltag zu bewältigen.

Führt der Weg irgendwann zum Hausarzt, nimmt dieser verschiedene Routineuntersuchungen vor und orientiert sich vornehmlich an den ermittelten Blutwerten. Diese sind häufig völlig unauffällig und befinden sich im Normbereich. Und auch die neben der Müdigkeit auftretenden diffusen Symptome kann er nicht einsortieren.

Man ahnt schon, dass seine gut gemeinten Ratschläge wie „reduzieren Sie Ihren Stress", „machen Sie mehr Sport" oder „nehmen Sie morgens eine kalte Dusche" nicht wirklich helfen werden. Dennoch folgt man diesen Empfehlungen und lässt so manche kalte Dusche am frühen Morgen über sich niederprasseln. Ein Versuch war es ja wert.

Je mehr Zeit vergeht, und je schlechter der Gesundheitszustand wird, umso mehr gerät der Hausarzt in Erklärungsnot. Verschiedenste Ausschlussdiagnostiken sind mittlerweile erfolgt – man weiß immerhin, was der Patient nicht hat, aber man weiß nicht, was er hat. Eine fatale Situation, die Arzt und Patient gleichermaßen unzufrieden macht.

Zwar ist es einerseits beruhigend, dass es keine Multiple Sklerose ist, kein Rheuma, keine Fibromyalgie und auch dass kein Tumor zu finden ist. Aber trotz dieser einerseits beruhigenden Erkenntnisse kommt man sich als kranker Patient irgendwann selbst wie ein Rätsel vor. Und der Hausarzt fühlt sich nur noch genervt, weil er trotz aller Bemühungen nicht fündig wird.

Spätestens zu diesem Zeitpunkt kann es für den an einer Sarkoidose erkrankten Patienten tatsächlich gefährlich werden.

Wird nach einer gewissen Zeit nämlich keine erklärbare Ursache für die zunehmenden diffusen Beschwerden gefunden, läuft man Gefahr, von seinem Arzt als psychisch instabil oder Simulant eingestuft zu werden. Langsam aber ganz sicher wird man schließlich auf die Schiene der Psychosomatiker oder Hypochonder gesetzt. Und dieser Weg kann nicht absehbare Folgen haben, denn womöglich werden Antidepressiva und Psychotherapien folgen.

Die eigentliche Krankheitsursache – nämlich die Sarkoidose – bleibt dabei weiter unentdeckt und damit unbehandelt. Der Chronifizierung der Sarkoidose steht nichts mehr im Wege, und die Granulome treiben ihr Unwesen und ruinieren im Laufe der Zeit die Gesundheit immer weiter.

Als Betroffener merkt man nur, dass einem aus unerklärlichen Gründen das eigene Leben irgendwie aus den Händen gleitet.

Man ist ständig müde und abgeschlagen, hat ein permanentes Grippegefühl, nimmt immer mehr Gewicht ab und ist kaum noch in der Lage, seinen Alltag zu bewältigen oder seinen Beruf auszuüben. Spätestens hier geht es bei vielen Betroffenen auch um die materielle Existenz, denn in der heutigen Zeit wird in der Arbeitswelt auf kranke Mitarbeiter kaum noch Rücksicht genommen.

Und wie soll man seinem Arbeitgeber seine gesundheitliche Situation erklären, wenn man selbst nicht weiß, was man hat? So mancher Sarkoidose-Betroffene kennt genau diese enormen Belastungen, fühlt sich unverstanden, muss sich ständig für den starken Leistungseinbruch rechtfertigen und kann niemandem erklären, was eigentlich mit ihm los ist, weil er es ja selbst nicht weiß.

Hinzukommt noch das Unverständnis der Ärzte, der eigenen Familie, der Arbeitskollegen und Freunde. Und das alles nur, weil die verflixte Krankheit da ist, die niemand diagnostizieren und erklären kann.

Anders sieht es aus, wenn deutlichere Sarkoidose-Symptome auftreten wie Schmerzen in den Gelenken, Hautveränderungen oder Atemnot und Husten.
Dann folgen schneller Besuche bei Spezialisten wie bei einem Rheumatologen, Dermatologen oder Lungenfacharzt. Endlich werden hier die schon vor Jahren eigentlich angezeigten Sarkoidose-Untersuchungen durchgeführt, die der ominösen Krankheit einen Namen geben: Sarkoidose. Besonders aufschlussreich sind dann meistens die Röntgenaufnahmen beim Lungenfacharzt.

Dieser für eine Sarkoidose-Karriere geradezu typisch verlaufende Weg macht allzu deutlich, wie unzureichend die Sarkoidose im heutigen Gesundheitswesen berücksichtigt wird. Viele Patienten müssen Fehldiagnosen über sich ergehen lassen und erfahren nicht selten Therapien, die ihre gesamte gesundheitliche Situation durchaus noch verschlimmern.

Und je länger die Sarkoidose unerkannt und damit unbehandelt bleibt, umso schwieriger wird eine erfolgreiche Therapie. Dies gilt insbesondere dann, wenn lebensnotwendige Organe durch die Sarkoidose betroffen sind.

Diagnostik

Bei der Diagnose der Sarkoidose kommt es sehr häufig zu Verwechslungen mit anderen Erkrankungen wie Grippe, Bronchitis oder Asthma. Oftmals klagen Patienten über grippeähnliche Symptome, ohne dass es tatsächlich eine Grippe ist. Notwendige Diagnostikverfahren, die eine Sarkoidose nachweisen würden, bleiben dann oftmals aus.

Und da bei vielen Betroffenen gar keine Symptome vorliegen, sind es häufig Zufallsbefunde, die die Erkrankung ans Licht bringen. Häufig geschieht dies während einer routinemäßig durchgeführten Untersuchung, die beispielsweise im Rahmen einer Voruntersuchung vor einer Operation durchgeführt wird.
Hierbei fallen dem Röntgenarzt dann möglicherweise Veränderungen des Lungengewebes oder vergrößerte Lymphknoten auf.

Dennoch gibt es auch viele Sarkoidose-Patienten, die auf Grund ihrer Symptome auf die Erkrankung gestoßen werden. Weil die Sarkoidose jedoch jedes Organ betreffen kann, fallen die Symptome sehr unterschiedlich aus. Dementsprechend vielseitig äußert sich die Erkrankung mit vielen verschiedenen

Krankheitsbildern, so dass es für einen behandelnden Arzt ohne Sarkoidoseerfahrung häufig zu einer Suche nach der Nadel im Heuhaufen wird. Um hier in der Diagnostik voranzukommen, orientiert sich diese immer an den tatsächlich auftretenden Symptomen.

Allerdings gibt es einige wichtige Anhaltspunkte, die die Diagnostik deutlich erleichtern. Denn da fast immer die Lunge beteiligt ist, kann deren Untersuchung maßgebliche Hinweise geben.

Als relativ sichere Diagnostik gilt eine Kombination einer Röntgenaufnahme des Brustkorbes und eines Lungenfunktionstests. Allerdings ist bei ca. 10% der Sarkoidose-Patienten die Lunge nicht betroffen, so dass diese Untersuchungen negativ ausfallen, und eine Fehldiagnose wahrscheinlich wird. Um wirklich sicher zu gehen, werden bei den meisten Patienten mehrere Untersuchungen durchgeführt.

Das umfangreiche Diagnostikverfahren für die Sarkoidose ist stark apparategestützt. Welche Methoden zum Einsatz kommen, hängt in erster Linie vom Beschwerdebild des Patienten ab. Grundsätzlich existieren keine einheitlichen Richtlinien für die Reihenfolge der in Betracht kommenden Diagnostikverfahren, denn für die Diagnose der Sarkoidose gibt es kein standardisiertes Verfahren. Es existiert beispielsweise kein Labortest, anhand dessen man die Erkrankung eindeutig festmachen könnte. Die Diagnostik ist vergleichsweise aufwändig und basiert in der Regel immer auf mehreren Testverfahren.

Neben den in diesem Kapitel ausführlich vorgestellten Diagnostikverfahren ist es häufig auch sinnvoll, ein EKG sowie eine augenärztliche Untersuchung durchzuführen.

Wird schließlich die Sarkoidose anhand der Diagnostikverfahren festgestellt, ist es wichtig, das genaue Ausmaß der Erkrankung zu überprüfen. Hierfür werden dann häufig weitere Untersuchungsverfahren wie Röntgen-, Blut- und Urinuntersuchungen, Biopsien,. EKG, Augenuntersuchungen oder Lungenfunktionsprüfungen herangezogen.

Wenn trotz einer umfangreichen Diagnostik eine Sarkoidose nicht mit Sicherheit festgestellt werden kann, sollte eine Cortisontherapie auf der Grundlage einer unklaren Genese nicht leichtfertig erfolgen. Leider wird von diesen Fällen immer wieder berichtet, bei denen ein Verdacht auf Sarkoidose vorliegt und quasi prophylaktisch Cortison verabreicht wird.

Auch wenn die Diagnostik der Sarkoidose immer noch den Anschein erweckt, dass sie sehr aufwändig ist und in Einzelfällen immer noch keine 100%-ige Aussage möglich ist, so haben sich die Diagnoseverfahren sowie das Wissen über die Feststellung der Erkrankung innerhalb der letzten 10 Jahre doch erheblich verbessert.

Das ist sicherlich ein Schritt in die richtige Richtung, denn für die Sarkoidose gilt ganz klar: Je früher sie diagnostiziert wird, desto besser lassen sich potentielle langfristige Schäden vermeiden.

Grundsätzlich gelten für eine zuverlässige Diagnose diese 3 folgenden Kriterien:

1. die Symptome müssen sich durch die Sarkoidose erklären;

2. anhand einer Differentialdiagnostik müssen andere Erkrankungen ausgeschlossen werden;

3. durch einen mikroskopischen Nachweis auf der Basis einer Gewebeprobe muss ein Nachweis von Granulomen erbracht

werden. Wenn die Diagnose eindeutig eine Sarkoidose bestätigt hat, sollte der behandelnde Arzt überprüfen, wie umfangreich die Erkrankung bereits eingetreten ist und welche individuelle Behandlung notwendig ist.

Anamnese

Grundsätzlich sind für die ärztliche Diagnose einer Sarkoidose die Krankengeschichte und die Symptome von entscheidender Bedeutung. Daher wird der Arzt Sie zunächst genauestens über diese Punkte befragen.

Bevor der Arzt aufwändige Untersuchungsverfahren anwendet, befragt er Sie also zunächst nach Ihrer Krankheitsgeschichte. Denn bereits durch die Anamnese können sich erste wichtige Hinweise auf die Diagnose ergeben. Dabei interessieren den Arzt insbesondere Vorerkrankungen und Operationen sowie Erkrankungen von Familienmitgliedern. Auch nach vorliegenden Allergien sollte er sich erkundigen. Wichtige Informationen für Ihren Arzt sind Ihre Beschwerden, gegebenenfalls auftretende Schmerzen, die Art Ihrer Ernährung und die Einnahme von Medikamenten.

Zusätzlich zu dieser Anamnese werden körperliche Untersuchungen durchgeführt wie das Abhören der Lunge, Abtasten des Bauches und Begutachtung eventueller Hautveränderungen.

Röntgenuntersuchung

In über der Hälfte der Fälle erfolgt die Sarkoidose-Diagnose durch eine Röntgenaufnahme des Brustkorbs (Thorax). Häufig wird die Sarkoidose zufällig auf Grund einer Röntgenaufnahme entdeckt, die wegen anderer Beschwerden durchgeführt wurde.

Durch die Röntgenaufnahme des Brustkorbs können Veränderungen des Lungengewebes als auch vergrößerte Lymphknoten festgestellt werden. Die ersten Anzeichen der Sarkoidose werden bei vielen Betroffenen durch eine Röntgenaufnahme des Brustkorbes entdeckt.

Obwohl bei 90% der Sarkoidose-Patienten auffällige Röntgenbefunde erstellt werden, ist die alleinige Röntgenaufnahme nicht ausreichend, um eine Sarkoidose sicher zu diagnostizieren.
Denn Auffälligkeiten des Röntgenbefundes können auch auf eine Krebserkrankung hinweisen.

Eine absolut zuverlässige Diagnostik ist nur anhand von invasiven Methoden möglich. Hierzu gehören beispielsweise eine Entnahme von Gewebeproben (Biopsie) und eine Lungenspiegelung mit Spülung.

Bei etwa 10% der Sarkoidose-Patienten ist das Röntgenbild der Lunge ohne Befund. Bei diesen Patienten kann trotzdem eine Lungensarkoidose vorliegen, die sich erst durch eine Computertomographie feststellen lässt. Es ist aber auch möglich, dass die Lunge nicht betroffen ist, aber andere Organe wie unter anderem das Herz, Gehirn, die Haut oder die Knochen.

Anhand der Röntgenaufnahme der Lunge lassen sich die jeweiligen Stadien der Erkrankung festlegen. Lesen Sie hierzu das Kapitel „Verlaufsformen und Stadien".

Lungenspiegelung (Bronchoskopie)

Bei der Bronchoskopie handelt es sich um eine Spiegelung der Luftwege. Dieses Verfahren kann zur Bestätigung der Sarkoidose eingesetzt werden. Hierbei entnimmt man aus der Bronchialschleimhaut Gewebe, um eventuell vorhandene Sarkoidose-Granulome nachzuweisen.

Häufig wird bei der Lungenspiegelung eine Spülung des Bronchialsystems (bronchoalveoläre Lavage) durchgeführt. Hierbei wird eine Kochsalzlösung als Spülflüssigkeit verwendet, mit deren Hilfe während des Spülvorgangs Lungenbläschen gewonnen werden. Diese untersucht man anschließend auf das Vorhandensein von T-Lymphozyten. Wird eine erhöhte Anzahl der T-Lymphozyten festgestellt, kann dies ein Nachweis für eine akut ablaufende Entzündung sein.

Biopsie

Wenn es durch die Röntgenaufnahme zu Auffälligkeiten gekommen ist, wird möglicherweise anschließend eine Biopsie erfolgen. Denn sie gilt derzeit als der sicherste Beleg für eine Sarkoidose-Diagnose. Bei dieser Untersuchung werden Gewebeproben des jeweils betroffenen Organs entnommen, um nicht verkäsende Granulome nachzuweisen.

Je nachdem, welches Organ durch die Sarkoidose betroffen ist, erfolgen unter anderem Biopsien der Haut, Lippen oder Lymphknoten. Dermatologen führen häufig Biopsien durch, um die Sarkoidose der Haut zu diagnostizieren.

Wenn die Lymphknoten geschwollen sind und diese dadurch nahe an der Hautoberfläche liegen, ist eine Biopsie relativ leicht durchzuführen. Anhand einer Gewebeprobe soll festgestellt werden, ob Granulome in den Lymphknoten vorhanden sind.

Bei der Lunge erfolgt die Entnahme der Gewebeprobe im Rahmen einer Lungenspiegelung, die auch als transbronchiale Lungenbiopsie bezeichnet wird.

Ein größerer und umfangreicherer Eingriff liegt vor, wenn eine chirurgische Biopsie des Lungengewebes vorgenommen wird. Diese Biopsieform ist aufwändiger und bedingt einen größeren Einschnitt in die Brust oder in den Hals. Während die anderen Biopsieverfahren mit einer ambulanten Betäubung erfolgen, wird für chirurgische Biopsien eine Vollnarkose eingesetzt.

Wenn bereits schwere Lungenschäden vorliegen, sollte von einer Lungenbiopsie abgesehen werden. Die Biopsie wird in der Regel auch dann nicht durchgeführt, wenn es sich um eine Sarkoidoseform handelt, die sich voraussichtlich ohne eine Behandlung zurückbilden wird.

Labortests

Für Labortests werden Blutuntersuchungen und Urinproben herangezogen, um weitere Hinweise für eine Sarkoidoseerkrankung zu erhalten. Auch um eine Beteiligung anderer Organe beurteilen zu können, werden bestimmte Laborwerte benötigt. So werden in der Regel auch Werte wie Kreatinin und Leberenzyme bestimmt, um mögliche Beteiligungen der Leber und Nieren festzustellen.

Mithilfe einer Blutuntersuchung ist es zwar nicht möglich, direkt eine Sarkoidose zu diagnostizieren, dennoch gibt das Blut einige wichtige Hinweise für die Erkrankung.

Da viele Sarkoidose-Patienten zu viel Vitamin D produzieren und häufig auch ein Enzym namens Angiotensin-Converting-Enzym im Übermaß vorhanden ist, werden bestimmte Labortests zur Diagnostik der Sarkoidose herangezogen. Ein weiterer Parameter ist die Anzahl der roten und weißen Blutkörperchen, um eine mögliche Blutanämie aufzudecken, die auf Grund einer Milzsarkoidose entstehen kann.

Da bei einigen Betroffenen erhöhte Kalziumwerte auftreten, sollten auch diese überprüft werden, um eine mögliche Hyperkalzämie festzustellen oder auszuschließen.

Die Bestimmung der Blutsenkungsgeschwindigkeit zeigt aktuell ablaufende Entzündungsreaktionen, die in den Phasen in Erscheinung treten, während der die Krankheit besonders aktiv abläuft.

Auch die Bestimmung der Angiotensin-Converting-Enzyme (ACE) kann ein wichtiger Bestandteil der Diagnostik sein. Dieses Enzym ist bei Sarkoidose häufig im Übermaß vorhanden und zeigt die Granulomlast an. Da eine Erhöhung des ACE-Spiegels auch bei anderen Erkrankungen vorkommt, dient die Bestimmung allerdings nicht als Nachweis der Sarkoidose, sondern lediglich als weiterer Hinweis. Außerdem liegt ein erhöhter ACE-Wert nicht bei allen Sarkoidose-Patienten vor.

Im weiteren Krankheitsverlauf kommt es jedoch meistens zu einer Übereinstimmung des ACE-Wertes mit den klinisch-radiologischen Untersuchungsergebnissen. Da es beim Abklingen der Erkrankung auch zu einer Normalisierung des ACE-Wertes kommt, kann eine regelmäßige Messung zur Verlaufskontrolle herangezogen werden.

Darüber hinaus kann auch die Bestimmung des löslichen Interleuktin-2-Rezeptors (sIL-2-R) in die Diagnostik einbezogen werden. Häufig ist die Konzentration dieser Rezeptoren stark erhöht, was ein deutlicher Hinweis auf die Aktivierung von T-Lymphozyten ist. Die Bestimmung von Interleuktin-2-Rezeptoren wird oftmals für die Wirksamkeit der Therapie und den Krankheitsverlauf herangezogen.

Da die Sarkoidose leicht zu Verwechslungen mit anderen Krankheiten führt, ist eine Ausschlussdiagnostik sehr wichtig. Zum Ausschluss möglicher anderer Erkrankungen werden Werte bestimmt wie der Rheumafaktor, Antineutrophile zytoplasmatische Antikörper sowie Antinukleäre Antikörper. Außerdem sollte eine Infektionsserologie erfolgen, um mögliche infektionsbedingte Entzündungen auszuschließen.

Viele Symptome der Sarkoidose sind zum Verwechseln ähnlich mit der Tuberkulose. Daher ist es wichtig, auch diese durch weitere Diagnostikverfahren auszuschließen.

Lungenfunktionstest

Der Lungenfunktionstest kommt zum Einsatz, wenn die Sarkoidose die Lunge betrifft.

Durch den Lungenfunktionstest wird das Leistungsvermögen der Lunge überprüft. Dabei kann man das Volumen der Lunge feststellen, aber auch sehen, wie viel Luft ein- und ausgeatmet wird. Es wird auch überprüft, wie gut die Lungen das Blut mit Sauerstoff versorgen.

Bei Sarkoidose-Patienten können die Lungen ihre Aufgaben meistens nicht in dem Umfang ausüben, wie sie es im gesunden Zustand machen würden. Durch die Granulome, oder gegebenenfalls durch die Fibrose, nimmt die Lungenkapazität ab und behindert den Ablauf zwischen der Lunge und dem Blut.

Computertomographie

Ergänzend zu anderen Diagnostikverfahren wird häufig auch die Computertomographie herangezogen. Eine Computertomographie ist eine spezielle Form der Röntgenaufnahme, bei der ein Querschnittsbild bzw. Röntgenschichtbilder des Körpers in zweidimensionaler Form erzeugt werden. So entstehen sehr detaillierte punktuelle Auf-nahmen.

Zur Feststellung der Sarkoidose wird nach typischen Veränderungen der Lunge und Lymphknoten gesucht, so dass anhand der Computertomographie Aufnahmen des Brustkorbs vorgenommen werden. Auf der Basis dieser hochauflösenden Bilder sollen andere mögliche Lungenerkrankungen wie beispielsweise Lungenkrebs, eine Staublunge und eine Lungenentzündung ausgeschlossen werden.

Magnetresonanztomographie (MRT)

Die Magnetresonanztomographie (MRT) wird auch als NMR oder Kernspintomographie bezeichnet und wird seit den 1980-er Jahren zu diagnostischen Zwecken eingesetzt.

Mit dem MRT werden Schnittbilder des menschlichen Körpers angefertigt. Hierfür werden keine Röntgenstrahlen benötigt, sondern Radiowellen und ein starkes Magnetfeld. Anwender des MRT-Verfahrens schätzen die hohe Qualität der Weichteildarstellung.

Die Magnetresonanztomographie wird eingesetzt, um eine mögliche Sarkoidose-Beteiligung des Gehirns, Rückenmarks, Herzens und verschiedener anderer Organe aufzudecken.

Patienten mit Metallen im Körper wie beispielsweise künstlichen Gelenken müssen ihren behandelnden Arzt unbedingt auf ihre Metalle hinweisen. Denn auf Grund der intensiven Magnetfelder kann es zu unerwünschten Nebenwirkungen kommen, so dass die Durchführung des MRT-Verfahrens dann eine Einzelfallentscheidung ist.

Mediastinoskopie

Die Mediastinoskopie ist eine Spiegelung der Brusthöhle, die den zwischen den beiden Lungenflügeln gelegenen Mittelfell-Raum untersucht. Während dieser unter Vollnarkose stattfindenden Untersuchung kann eine Gewebeprobe entnommen werden, die anschließend feingeweblich untersucht wird.

Da die Mediastinoskopie ein erhöhtes Verletzungspotential besitzt und auf Grund der Vollnarkose eine größere körperliche Belastung darstellt, wird sie nur in ganz bestimmten Fällen durchgeführt.

Differenzialdiagnostik

Da die Sarkoidose eine Erkrankung mit vielfältigen Erscheinungsformen ist und sich die Symptome häufig mit anderen Krankheiten überschneiden, ist es wichtig, eine umfangreiche Differenzialdiagnostik durchzuführen.

Unter einer Differenzialdiagnose versteht man eine Gesamtheit aller gestellten Diagnosen, die eine Erklärung für die vorhandenen Symptome darstellen könnten.

Eine Differenzialdiagnostik wird dann herangezogen, wenn keine sichere Diagnose für das Beschwerdebild erstellt werden kann. Ziel dieser auch als Ausschlussdiagnostik bezeichneten Vorgehensweise ist es, durch weitere Untersuchungen alle weiteren auf Grund der Symptomatik in Frage kommenden Erkrankungen auszuschließen.

Die Durchführung der Differenzialdiagnostik ist immer abhängig von dem Beschwerdebild und den betroffenen Organen. Auch das Alter des Patienten und eventuell zurückliegende Reisen fließen in die Diagnostik ein.

Bei Sarkoidose werden hauptsächlich die folgenden Erkrankungen in die Differenzialdiagnostik einbezogen:

- Lungenkrankheiten
- systemischer Lupus
- maligne Lymphome
- Hautkrebs
- rheumatische Arthritis
- Tuberkulose
- Multiple Sklerose

Die Diagnose – und was jetzt?

Fast jeder, der von seinem Arzt eine zunächst niederschmetternde Nachricht erhält, wird sich niedergeschlagen fühlen. Man ist wie vor den Kopf getroffen, versteht womöglich gar nicht, wovon der Arzt eigentlich spricht und ahnt die Ausmaße seiner Erkrankung nicht mal ansatzweise. Wie auch, wenn man bis zum heutigen Tag noch nie etwas von Sarkoidose gehört hat und sich diesen Namen ja schon kaum merken kann?

Um es auf den Punkt zu bringen: Man fühlt sich schlichtweg überfordert und ziemlich allein gelassen in der Welt, in der nur Gesundheit, Fitness, Leistung und Schönheit zählen. In einer Welt, in der man von Problemen am liebsten gar nichts hören möchte.

Dennoch: Wer eine jahrelange Odyssee hinter sich gebracht hat, während der die Krankheit nicht erkannt wurde und nun die Diagnose „Sarkoidose" erhalten hat, ist froh, endlich eine Erklärung für seinen desolaten Gesundheitszustand erhalten zu haben. Denn nun weiß man, dass man sich all die Symptome nicht nur eingebildet hat, so dass man endlich gezielt etwas dagegen unternehmen kann.

Doch leider bleibt die anfängliche Freude nicht allzu lange bestehen, weil man recht schnell erkennt, dass man nicht innerhalb weniger Tage gesund werden kann und womöglich sogar mit irreparablen Folgeschäden rechnen muss. Diese Situation wird von Enttäuschung begleitet, weil man sich mit dieser mysteriösen Erkrankung ziemlich allein gelassen fühlt. Viele Hausärzte sind über die Sarkoidose nur unzureichend informiert und können Patienten nur wenig unterstützen.

Angst kommt hinzu und betrifft besonders Patienten, die bisher völlig gesund waren und in der Vergangenheit den Umgang mit

Krankheiten nicht gelernt haben. Andere sind eher geneigt, sich ihrem Schicksal nicht einfach hinzugeben, sondern dieses aktiv in die Hand zu nehmen.

Aber sobald der Moment gekommen ist, in dem man realisiert hat, dass man sich mit der Krankheit aktiv auseinander setzen muss, um seine Lebensqualität möglichst zu erhalten oder zu verbessern, entstehen täglich neue Fragen wie beispielsweise:

- Wie wird die Sarkoidose mein Leben verändern?
- Kann ich weiterhin meine Berufstätigkeit ausüben?
- Kann ich Sport treiben?
- Bin ich auf eine spezielle Diät angewiesen?
- Vertrage ich die verordneten Medikamente und welche Nebenwirkungen können auftreten?
- Wie wird mein Umfeld mit der Erkrankung umgehen – meine Familie, Arbeitskollegen und Freunde?
- Wie wird sich die Erkrankung zukünftig entwickeln?

Damit man nicht allein mit all seinen Fragen steht, ist es für viele Patienten sehr hilfreich, sich von außen unterstützen zu lassen wie etwa durch Selbsthilfegruppen und/oder psychotherapeutische Gespräche.

Notwendige Verlaufskontrollen

Im Nachfeld der Diagnose empfiehlt es sich, zumindest innerhalb der nachfolgenden 3 Jahre regelmäßige Verlaufskontrollen durchführen zu lassen. Das ermöglicht auf Grund des Verlaufes der Krankheit eine Prognosestellung und eine an den Patienten angepasste Therapie.

Die Häufigkeit der Untersuchungen richtet sich nach dem Stadium der Sarkoidose. Bei einer Sarkoidose des Stadiums 1 genügen Verlaufsuntersuchungen im Abstand von 6 Monaten. Bei allen anderen Stadien ist ein kürzerer Untersuchungsabstand – in etwa alle 3 Monate – empfehlenswert.
Regelmäßige Kontrollen sollten auch erfolgen, wenn auf Grund milder Symptome zunächst keine Therapie durchgeführt wird.

Bei den Kontrolluntersuchungen kann die Lunge wichtige Anhaltspunkte liefern, um Verlauf und Therapieerfolg der Krankheit zu überwachen. Hierzu dienen Untersuchungen wie Röntgenaufnahmen, Lungenfunktionsprüfungen, Computertomographien sowie die Bestimmung einiger Blutwerte. Insbesondere das Angiotensin-Converting-Enzym (ACE) und der Kalziumspiegel werden hierbei untersucht.

Um einen möglichen Befall von Organen außerhalb der Lunge rechtzeitig festzustellen, sollten bei entsprechenden Symptomen auch regelmäßige Untersuchungen der Augen, des Gehirns, der Nieren, der Leber und des Herzens erfolgen.

Da eine Sarkoidose bei weiblichen Patienten häufig mit einer Erkrankung der Schilddrüse einhergeht, sollte auch deren Funktion stetig kontrolliert werden.

Wenn die Sarkoidose-Behandlung mit Cortison erfolgt, ist es erforderlich, der Knochendichte eine besondere Aufmerksamkeit zu widmen und diese stetig zu überwachen.

Treten in dieser Kontrollphase keine neuen Sarkoidose-Krankheitszeichen auf, kann in der Regel auf weitere Untersuchungen verzichtet werden. Mit einem Rückfall und einem erneuten Auftreten der Krankheit ist dann nur noch äußerst selten zu rechnen.

Allerdings kann es erforderlich werden, auf Grund einer längerfristigen Cortisonbehandlung entsprechende Nachuntersuchungen durchführen zu lassen. Hierbei geht es darum, eventuelle Langzeitschäden wie beispielsweise eine Osteoporose rechtzeitig zu erkennen.

Behandlung schulmedizinisch

Mangels fehlender Sarkoidose-Forschungsetats und großer Wissenslücken über die vielfältigen Zusammenhänge und Ursachen der Erkrankung ist das Behandlungsangebot derzeit noch sehr dürftig. Welche Medikamente zum Einsatz kommen, kann man nicht pauschal festlegen, denn zu unterschiedlich sind die jeweiligen Symptome, die es zu behandeln gilt.

Klar ist zumindest, dass noch keine medikamentöse Behandlung erforderlich ist, wenn die Sarkoidose zwar diagnostiziert wurde, jedoch noch keine Symptome vorliegen, die zu einer gesundheitlichen Beeinträchtigung führen. Und auch wenn die Beschwerden nur geringfügig auftreten, ist häufig noch keine medikamentöse Therapie angezeigt. Dies hängt damit zusammen, dass man die teilweise gravierenden Nebenwirkungen der Medikamente fürchtet und diese bei geringen Beschwerden noch keine Einnahme rechtfertigen würden.

Hinzu kommt aber auch die Erfahrung, dass sich die Sarkoidose in vielen Fällen von ganz allein wieder zurückbildet, häufig auch ganz spontan. Einen möglicherweise eintretenden spontanen Rückgang wartet man in der Regel erst einmal ab. Im ersten Jahr erfolgt dies durch eine Verlaufskontrolle im Abstand von 3

Monaten. Danach wird halbjährlich über einen Zeitraum von etwa 3 Jahren regelmäßig der Entwicklungsstand der Sarkoidose überprüft.

Die Sarkoidose wird also so spät wie möglich und mit so hoch dosierten Medikamenten wie unbedingt nötig behandelt.

Die medikamentöse Behandlung wird ab dem Punkt erforderlich, wenn Organfunktionen beeinträchtigt werden wie beispielsweise bei der Lunge, dem zentralen Nervensystem oder dem Herz. Besonders wenn lebensnotwendige Organe bedroht sind, muss meistens eine medikamentöse Behandlung erfolgen.

Und damit dieser wichtige Behandlungszeitpunkt rechtzeitig erkannt werden kann, müssen auch bei einem symptomlosen Sarkoidose-Patienten regelmäßige Kontrolluntersuchungen erfogen.
Diese engmaschigen Überwachungen werden hauptsächlich anhand von Röntgenaufnahmen des Brustkorbes als auch durch Haut- und Augenuntersuchungen vorgenommen. Sollten noch weitere Organe von der Sarkoidose betroffen sein, müssen auch diese regelmäßig überprüft werden.

Zu Beginn der Diagnose ist es für viele Ärzte zunächst sehr schwer, zuverlässig abzuschätzen, ob die Krankheit einen chronischen Verlauf nehmen wird. Je erfahrener der behandelnde Arzt im Umgang mit der Sarkoidose ist, desto besser kann er in der Regel ein individuelles Therapiekonzept festlegen.

Wenn man überhaupt von einer klassischen Sarkoidose-Behandlung sprechen kann, so besteht diese aus verschreibungspflichtigen entzündungshemmenden Medikamenten. Während bei vielen Patienten eine lokale Behandlung in Form von Hautsalben, Augentropfen oder Inhalationen ausreicht, sind andere darauf angewiesen, systemisch wirkende

Medikamente einzunehmen, um die inneren Organe zu erreichen.

Das Hauptziel einer jeden Behandlung ist immer, die Symptome zu lindern und die Funktionstüchtigkeit der betroffenen Organe aufrecht zu erhalten. Derzeit ist noch kein Medikament bekannt, anhand dessen eine Rückbildung der Vernarbungen (Fibrose) möglich wäre.

Welche Therapie letztendlich eingesetzt wird, ist immer eine Ermessenssache des behandelnden Arztes. Er wird seine Entscheidung davon abhängig machen, welche Organe betroffen sind und wie weit die Erkrankung fortgeschritten ist.

Wichtig ist auch, dass bei der Festlegung des Therapiekonzeptes die gesamte gesundheitliche Situation und die spezifischen Bedürfnisse des Patienten berücksichtigt werden. Aber egal, welches Medikament letztendlich zum Einsatz kommt, es sollte immer eine Nutzen-Risiko-Abwägung erfolgen. Das bedeutet, dass die vorhandenen Beschwerden immer mit den möglichen Nebenwirkungen und bekannten Langzeitfolgen des jeweiligen Medikamentes verglichen werden sollten.

Steht das Risiko der medikamentös bedingten möglichen langfristigen Organschäden tatsächlich im Verhältnis zu den derzeit vorliegenden Sarkoidose-Beschwerden?

Wenn die Sarkoidose eine Behandlung erfordert, besteht diese fast immer aus der Verabreichung von Cortison. Es gibt zwar inzwischen viele Versuche mit anderen Medikamenten, doch fehlen hier vielfach entsprechende Langzeiterfahrungen und Studien, die den Einsatz des einen oder anderen Alternativpräparates rechtfertigen würden.

Beispielsweise werden auch verschiedene zytotoxische, das heißt die Zelle schädigende Substanzen, zum Einsatz gebracht. Über den Erfolg der Behandlung mit diesen Mitteln liegen jedoch derzeit keine gesicherten Erkenntnisse vor.

Durch die klassischen Behandlungsmethoden werden zwar die akuten Symptome unterdrückt, so dass es in vielen Fällen zumindest zu einer vorübergehenden Verbesserung des Krankheitsbildes kommt, aber häufig geschieht dies nur durch eine Symptomunterdrückung. Das bedeutet, dass bei vielen Patienten die Symptome wieder auftreten, sobald die Medikamente nicht mehr eingenommen werden.

Demzufolge ist das Interesse vieler Betroffener groß, sich nach Alternativen umzuschauen, die nicht die akuten Symptome unterdrücken, sondern die die Spontanheilung anregen. Lesen Sie hierzu das Kapitel „Behandlung naturheilkundlich".

Cortison

Trotz zahlreicher Versuche, alternative Behandlungsverfahren zu Cortison bei der Sarkoidose einzusetzen, gilt dieses stark entzündungshemmende Medikament derzeit noch immer als das Mittel der Wahl in der schulmedizinischen Sarkoidosetherapie.

Bei Cortison handelt es sich um einen Wirkstoff, der im Körper als Baustein für das Hormon Cortisol in natürlicher Weise vorkommt.
Als Medikament eingesetzt, hilft es, die Entzündung und die Immunreaktion des Körpers zu unterdrücken. Um dies zu erreichen, muss die verabreichte Dosis allerdings deutlich höher sein als die vom Körper produzierte.

Ziel dieses Medikamentes ist es, die Entzündungsprozesse der Sarkoidose zu stoppen oder sie zumindest zu reduzieren und das Fortschreiten der Erkrankung somit zu verlangsamen.

Da die Nebenwirkungen durch das von außen zugeführtem Cortison gravierend sein können, muss die Anwendung dieser Therapie immer gründlich abgewogen werden. Wenn die Symptome nur sehr leicht sind, rechtfertigen sie in der Regel noch keine Cortisonbehandlung.

Cortison gibt es in verschiedenen Darreichungsformen und wird je nach Indikation in Form von Sprays, Tabletten, Cremes oder Säften verabreicht. Je nach Symptomen wird Cortison als Lokaltherapie direkt an der betreffenden Körperstelle eingesetzt wie beispielsweise mit Tropfen bei einer Augenentzündung oder mit einer Hautcreme bei Hautveränderungen. Wenn die Lunge betroffen ist, wird Cortison zunächst in Tablettenform verabreicht und anschließend gegen ein Inhalationsspray ausgewechselt. Wenn es um eine lokale Behandlung geht, kann das Cortison auch als Spritze gegeben werden.

Systemisch wirkendes Cortison wird in schwerwiegenden Krankheitsfällen eingesetzt und wenn innere Organe betroffen sind. Dies ist insbesondere der Fall bei Beteiligungen der Lungen, Augen, Nieren, Milz sowie des Nervensystems und des Herzens.

Grundsatz der Cortisonbehandlung sollte immer sein, die Behandlung so rechtzeitig wie möglich, aber dennoch nicht zu früh zu beginnen. Dabei muss die Dosierung angemessen gewählt werden, also nicht zu niedrig, aber auch nicht zu hoch. Meistens ist eine längerfristige Einnahme erforderlich. Um die richtige Dosierung herauszufinden, ist viel Erfahrung des behandelnden Arztes nötig.

Cortison wird als alleiniges Präparat oder auch in Kombination mit weiteren Medikamenten verordnet. Meistens wird die Cortison-Dosierung mittel bis hoch gewählt. Sobald sich die Symptome verbessern, wird die Dosierung reduziert, um unerwünschte Nebenwirkungen und Langzeitfolgen zu vermeiden oder zu verringern.

Cortison führt häufig zu einer deutlichen Reduzierung der Symptome. Bei vielen Betroffenen kann die weitere Entwicklung der Erkrankung aufgehalten werden und bei den meisten führt die Behandlung zumindest zu einer Verlangsamung.

Allerdings treten die Symptome häufig sofort wieder auf, sobald die Cortisoneinnahme gestoppt wird. Um einen Rückfall zu verhindern, kann es erforderlich werden, dass die Cortisoneinnahme über einen langen Zeitraum notwendig wird, meistens geschieht dies bis zu 12 Monate lang. In einigen Fällen ist die Einnahme aber auch über mehrere Jahre nötig, in Einzelfällen sogar lebenslänglich.

Wenn Cortison – aus welchen Gründen auch immer - nicht genommen werden kann, wird der behandelnde Arzt möglicherweise ein anderes immununterdrückendes Medikament verordnen.

Diese Präparate werden auch als Kombination mit Cortison verwendet, wenn es durch eine alleinige Cortisongabe nicht zu einer deutlichen Symptomlinderung kommt.

Lesen Sie auch das Kapitel „Cortison unter der Lupe", um sich über die vielfachen Neben- und Langzeitwirkungen von Cortison zu informieren.

Immununterdrückende Medikamente (Immunsuppressiva)

Wie der Name bereits vermuten lässt, kommt es durch immununterdrückende Medikamente zu einer Unterdrückung des Immunsystems. Diese werden eingesetzt, wenn eine Cortisontherapie nicht ausreicht und die Entzündungen reduziert werden müssen, um mögliche Organschäden zu verhindern.

Auch um die schwerwiegenden langfristigen Nebenwirkungen des Cortisons zu vermeiden, erfolgt häufig eine Kombination von Cortison und Immunsuppressiva. Ihr Einsatz basiert auf der Grundlage, dass sich die Granulome auf Grund einer Fehlregulation des Immunsystems bilden.

Leider gilt auch bei diesen Medikamenten wieder, dass es kaum ein Medikament ohne Nebenwirkungen gibt. Bei immunsupressiven Präparaten kommt es häufig zu einer deutlich höheren Infektanfälligkeit. Dieser Aspekt muss dem Patienten verdeutlicht werden und sollte in die Entscheidung für oder gegen diese Behandlung einfließen.

Zu den an den häufigsten verwendeten immununterdrückenden Medikamenten gehören Präparate wie Methotrexat, Azathioprin, Chloroquin und Mycophenolate.

Methotrexat

Methotrexat wird hauptsächlich bei schweren Erkrankungen wie Krebs eingesetzt. Mittlerweile findet es aber auch häufig bei anderen Erkrankungen Verwendung, die mit Entzündungsprozessen einhergehen wie Sarkoidose, Rheuma und Schuppenflechte.

Methotrexat gehört inzwischen häufig zur Basisbehandlung der Sarkoidose. Dabei liegt es im Ermessen des Arztes, ob er dieses Präparat als Einzelsubstanz oder in Kombination mit einer niedrigen Cortisongabe verabreicht. Die Dosierung von Methorexat ist deutlich niedriger als bei Krebserkrankungen.
Um einige unerwünschte Nebenwirkungen von Methotrexat zu vermeiden oder zu reduzieren, hat sich die Einnahme von Folsäure als hilfreich erwiesen.

Für schwangere und stillende Frauen wird von der Behandlung mit Methotrexat abgeraten, weil es zu Schädigungen des (un-)geborenen Kindes führen kann.

Sonstige Medikamente

Wenn die Sarkodiose mit Fieber und Schmerzen einhergeht, werden häufig nicht nur entzündungshemmende Präparate eingesetzt, sondern zusätzlich auch schmerzstillende und fiebersenkende. Häufig werden hier Ibuprofen oder Acetylsalicylsäure empfohlen.

Bei der akuten Sarkoidose finden in den meisten Fällen schmerzstillende Mittel Verwendung, die gleichzeitig eine entzündungshemmende Wirkung zeigen. Bei einigen Beschwerden wird eine zusätzliche Einnahme von Antibiotika angeordnet. In der Regel beschränkt sich die Antibiotikagabe auf die Krankheitsfälle, bei denen es durch die Sarkoidose zu Hauterscheinungen kommt.

Malaria-Medikamente

In Einzelfällen, wie bei einer Beteiligung des Nervensystems und der Haut, werden Malaria-Medikamente verordnet.

Da Malaria-Medikamente zu Augenschäden führen können und eine Belastung für die Leber bedeuten, sollten regelmäßige Augen- und Leberuntersuchungen erfolgen.

Operation

Eine chirurgische Entfernung der Granulome wird nicht als eine sinnvolle Maßnahme erachtet. Denn eine Operation verändert nicht den Auslöser der Erkrankung, so dass es immer wieder zur Entstehung neuer Granulome kommen kann. Außerdem können durch eventuelle Operationen weitere Narbenbildungen entstehen. Es wird sogar vermutet, dass eine Operation die Entstehung von neuem Narbengewebe geradezu fördern könnte.

Operative Eingriffe können in Einzelfällen dann erforderlich werden, wenn die Sarkoidose zu schweren Schäden der Lunge, Leber oder des Herzens geführt hat. In diesen relativ selten auftretenden Situationen werden entsprechende Organtransplantationen notwendig.

TNF-alpha-Hemmer

TNF-alpha-Hemmer gelten als Medikamente der Zukunft in der Behandlung von Sarkoidose. Diese Tumor-Nekrose-Faktor-alpha werden bisher hauptsächlich verwendet, um Entzündungen auf Grund von rheumatischer Arthritis zu behandeln.

In Studien wurde mittlerweile festgestellt, dass die TNF-alpha-Hemmer auch bei der Behandlung von Sarkoidose sehr wirksam sein können.

Derzeit sind die TNF-alpha-Hemmer noch in der Erprobungsphase und sollen bei sehr hartnäckigen Fällen eingesetzt werden, die in der Regel auf die gängigen Therapieverfahren nicht ansprechen. Hierbei handelt es sich um biologische Medikamente, die den körpereigenen Botenstoff TNF-alpha blockieren. Die Kosten für dieses Zukunftstherapieverfahren werden derzeit als sehr hoch eingeschätzt. Als mögliche Nebenwirkungen sind bisher Herzinsuffizienz sowie Lymphome und Bluterkrankungen bekannt geworden.

Cortison unter der Lupe

Bei vielen Sarkoidose-Patienten gehört die Verabreichung von Cortisonpräparaten zur Basistherapie. Allerdings erfolgt die Verordnung oftmals viel zu leichtfertig und auch in Fällen, in denen die Einnahme noch gar nicht unbedingt erforderlich wäre. Für aufgeklärte Sarkoidose-Patienten kommt auf Grund der gefürchteten Nebenwirkungen eine Cortisonbehandlung zumindest so lange nicht in Frage, wie die Symptome dies rechtfertigen würden.

Hinzu kommt, dass mit Cortison zwar die Entzündungen gelindert werden, was häufig zu einem schnellen Abklingen der Symptome wie beispielsweise der Gelenkschmerzen führt, aber eine Heilung, wie sie eigentlich erwünscht ist, bedeutet dies leider nicht. Cortison unterdrückt die Symptome, aber erwirkt keine Heilung. Dies ist ein Trugschluss, dem viele Betroffene leider aufsitzen.

Dennoch führt bei einer chronischen Sarkoidose bei vielen Patienten kein Weg an Cortison vorbei. Dies gilt insbesondere, wenn durch die Sarkoidose lebenswichtige Organe betroffen sind wie beispielsweise Herz, Lungen, Nieren und Leber.

Cortison ist ein natürlich vorkommendes Hormon, das jeder Mensch benötigt. Es wird in den Nebennieren produziert. Allerdings sieht dies anders aus, wenn das Cortison von außen zugeführt und in hohen Mengen verabreicht wird. Dies kann zu zahlreichen Nebenwirkungen führen.

Bei Sarkoidose besteht die Gefahr von bedenklichen Nebenwirkungen, insbesondere deswegen, weil häufig eine langfristige Einnahme erforderlich ist. Bei kurzfristigen Cortisontherapien treten in der Regel keine Nebenwirkungen auf. Ob es bei einer langfristigen Einnahme tatsächlich zu Nebenwirkungen kommt, ist auch von der verabreichten Dosierung abhängig.

Kurzfristige Cortison-Nebenwirkungen sind Gewichtszunahme, Wassereinlagerungen im Gewebe (Ödeme), Stimmungsschwankungen, eine erhöhte Neigung zu Blutgerinnseln (Thrombosen), Bluthochdruck, hoher Blutzuckerspiegel, Schlafstörungen, Akne und häufiges Verlangen nach Essen.

Zu den langfristigen Folgeschäden zählen unter anderem Hautschädigungen, Hautverdünnungen, Magengeschwüre und Diabetes. Am meisten gefürchtet wird Knochenschwund (Osteoporose), der geradezu als die klassische Nebenwirkung von Cortison gilt. Weniger bekannt sind die Beeinträchtigungen der Augen, die als Grauer Star (Katarakt) oder Grüner Star (Glaukom) in Erscheinung treten.

Erfreulicherweise bilden sich viele Nebenwirkungen wieder zurück, sobald das Cortison abgesetzt wird. Allerdings lassen sich einige durch Cortison entstandenen Schädigungen oftmals nicht zurückbilden wie die Osteoporose und der Grüne bzw. Graue Star.

Leider gibt es bei Sarkoidose bisweilen oftmals keine gesundheits-verträglichere Alternative zu Cortison. Um eine für den Patienten akzeptable Lösung zu finden, sollte eine ehrliche Nutzen-Risiko-Abwägung erfolgen.

Viele Sarkoidose-Patienten benötigen Cortison für eine sehr lange Zeit und häufig sogar lebenslänglich. Um die gefürchteten Nebenwirkungen zu vermeiden oder zu reduzieren, sollte die Dosierung daher so minimal wie möglich ausfallen. Da in einigen Fällen die gravierenden Cortison-Nebenwirkungen die aktuellen Symptome der Sarkoidose übertreffen, sollte eine Cortisontherapie also gründlich überdacht werden. Einige Ärzte empfehlen sie nur bei sehr schweren Krankheitsverläufen.

Auch wenn ein Verzicht auf Cortison nicht möglich ist, so ist aber in vielen Fällen unter bestimmten Voraussetzungen oder durch die Gabe anderer Präparate zumindest eine Reduzierung der Dosierung möglich. Eine Reduzierung kann beispielsweise durch eine wöchentliche Verabreichung von Methotrexat (MTX) erreicht werden.

Auch alternative Heilverfahren können erfolgreich zur Erreichung einer geringeren Cortisongabe beitragen, wie beispielsweise mit der Radontherapie. Lesen Sie hierzu das Kapitel „Behandlung naturheilkundlich".

Neueste Studien gehen übrigens davon aus, dass die Cortisontherapie zu einem verlängerten Krankheitsverlauf führen kann. Sollten sich diese Studien in der Praxis bewahrheiten, so wäre dies ein weiteres Argument gegen die Cortisontherapie.

Osteoporose

Die gefürchtetste Nebenwirkung, die durch Cortison auftreten kann, ist die Osteoporose. Durch die Abnahme der Knochendichte werden die Knochen dünner, so dass sich das Risiko von Knochenbrüchen verdoppelt.

Zu Osteoporose kommt es, wenn kein Gleichgewicht zwischen Knochenaufbau und Knochenabbau besteht. Während die so genannten Osteoblasten für den Knochenaufbau zuständig sind, werden die Osteoklasten als knochenabbauende Zellen benötigt. Durch Cortison kommt es zu einer Beeinträchtigung der knochenaufbauenden Osteoblasten mit dem bekannten Ergebnis, dass sich durch eine langfristige Cortisoneinnahme die Knochendichte bedrohlich verringern kann.

Tipps zum besseren Umgang mit Cortison

Wenn man auf die Cortisoneinnahme angewiesen ist, so sollte man dafür sorgen, die Verträglichkeit und möglichen Nebenwirkungen zu lindern. Hierfür eignen sich verschiedene Maßnahmen.

So kann in einigen Fällen die Dosierung auf einen Zweitagesrhythmus gesetzt werden, so dass nur jeden zweiten Tag die Cortisoneinnahme erfolgt. Wichtig ist, dass dadurch die Wirksamkeit nicht schlechter ausfallen sollte als bei einer täglichen Einnahme.

Um eine Gewichtszunahme zu vermeiden, ist eine zucker-, fett- und salzarme Ernährung wichtig. Dabei sollten außerdem gesättigte Fettsäuren und rotes Fleisch reduziert werden. Um das Gewicht im Auge zu behalten, kontrollieren Sie immer Ihre zugeführten Kalorien und das Gewicht durch einen regelmäßigen Gang auf die Waage.

Sorgen Sie für eine ausreichende Versorgung mit Vitamin D und Kalzium, um Osteoporose vorzubeugen. Täglich sollten ca. 1.000 mg (auf 4 tägliche Portionen à 250 mg verteilt) und 1.000 Einheiten Vitamin D eingenommen werden.

Auch wenn Ihnen hin und wieder danach ist, die Cortison-Dosierung am liebsten eigenmächtig zu reduzieren, sollten Sie jegliche Veränderungen immer mit Ihrem Arzt besprechen. Da sich der Körper an die Dosierung gewöhnt hat, muss er sich langsam an etwaige Veränderungen anpassen. Um eventuelle körperliche Beeinträchtigungen festzustellen, die mit der Cortisoneinnahme zusammenhängen, sind regelmäßige Kontrolluntersuchungen erforderlich. Dazu gehören insbesondere eine Überwachung des Blutdrucks, der Lungenfunktion, der Knochendichte und der Sehkraft.

Wenn einige dieser Maßnahmen ergriffen werden und zudem die richtige Dosierung des Cortisons gewählt wird, sollte der Nutzen dieser Behandlung größer sein als die möglicherweise auftretenden Nebenwirkungen.

Der Candida-Hefepilz

Sarkoidose wird häufig vom Hefepilz Candida begleitet. Hauptsächlich gilt dies für die Patienten, die Cortison, Antibiotika oder immununter-drückende Medikamente einnehmen. All diese Medikamente sorgen dafür, dass dem Candida ideale Lebensbedingungen geschaffen werden und er sich ohne Gegenwehr ausbreiten kann.

Aber was ist eigentlich der Candida-Hefepilz?

Eine Candidainfektion ist keine neue Modeerscheinung. Sie ist vielmehr eine Erkrankung mit vielen Gesichtern, so dass man auch sagen kann, sie ist eine Erkrankung wie ein Chamäleon. Obwohl sich die Symptome bei jedem Menschen anders äußern, haben fast alle Betroffenen eines gemeinsam: Sie leiden unter einer extremen Energieeinschränkung – und sie wissen nicht, warum. Genau dieses Beschwerdebild wird allerdings auch durch die Sarkoidose ausgelöst, so dass man beim Vorhandensein der Sarkoidose als auch dem Candida meist gar nicht sagen kann, wer von diesen beiden Faktoren nun für die Symptome verantwortlich ist.

Der Candida ist, wie die Sarkoidose auch, in erster Linie ein Krafträuber. Er nimmt Lebensenergie, führt sehr oft zu Müdigkeitsattacken, Müdigkeit nach bestimmten Mahlzeiten,

Erschöpfung und sehr häufig auch zu chronischen Verdauungsproblemen wie Blähungen, Durchfall und Verstopfung.

Aber warum schafft es der Candida, die Energie von seinem Wirt abzugreifen? Hierfür liegen mehrere Gründe vor. Da sind zunächst die Nahrungsmittel, die der Pilz für sich verwertet, anstatt die Nährstoffe seinem Wirt zu überlassen. Der Candida sitzt im Darm und breitet sich aus, wenn die Darmflora nicht genügend gesunde Darmbakterien aufweist, die diesen Pilz in seine Schranken weisen können. Infolgedessen kann der Candida die für ihn relevanten Nährstoffe aus der Nahrung abgreifen, noch bevor sie vom Darm assimiliert werden, um den Organismus zu versorgen.

Besonders nach sehr zuckerhaltigen Mahlzeiten sowie Alkohol und Weizenprodukten tritt eine extreme Müdigkeit ein. Da sich der Candida hauptsächlich von diesen Nahrungsmitteln ernährt, greift er gerade nach einer derartigen Mahlzeit die für ihn lebenswichtigen Nährstoffe ab und nutzt dies, um sich explosionsartig zu vermehren.

Hat man eine Hefepilzinfektion, so kann man sie oft genau anhand dieser Körperreaktion erkennen. Diese extreme Müdigkeit nach einer pilzfreundlichen Mahlzeit ist so intensiv und ausgeprägt, dass sie nichts mehr mit einem kleinen Mittagstief gemeinsam hat. Man ist wie erschlagen, kann kaum noch geradeaus denken und der Kopf fühlt sich an wie in Watte gepackt oder Gehirnnebel, der keine klaren Gedanken mehr zulässt.

Dabei werden die Augen schwer, man kann sich nicht mehr konzentrieren, und die Erledigung von einfachsten Dingen wird zur großen Herausforderung. Die durch den Candida entstehenden Mykotoxine führen dazu, dass starke Stimmungsschwankungen in Verbindung mit Depressionen auftreten können. Als weitere Folge des Candida wird das Auftreten von Nahrungsmittelintoleranzen gesehen.

Bei vielen Betroffenen reagiert die Haut mit verschiedenen Arten von Hautausschlägen. Dies kann sich in Form von Juckreiz, Bläschen, Rötungen bis hin zu Ekzemen und Neurodermitis äußern.

In den meisten Fällen treibt der Candida sein Unwesen jedoch im Darm, so dass verschiedene Verdauungsprobleme wie Blähungen, Durchfälle und Verstopfungen auftreten. Wenn Sie das Thema „Candida" intensiver interessiert, lesen Sie mein Buch „Neue Energie ohne Candida".

Behandlung naturheilkundlich

Die Nachfrage nach naturheilkundlichen Behandlungsmöglichkeiten nimmt in Deutschland stetig zu. Besonders Patienten, die von einer chronischen Erkrankung betroffen sind, suchen nach Alternativen, um den vielfachen Nebenwirkungen chemisch hergestellter Medikamente aus dem Wege zu gehen oder diese zumindest zu lindern.

Und natürlich spielt dabei auch immer die Hoffnung mit, dass man mit komplementärmedizinischen Verfahren die Ursache der Erkrankungen erreichen kann und nicht nur die sonst übliche Symptombekämpfung betreibt. Das Interesse an ganzheitlichen Therapien nimmt zu, wenn man mit konventionellen Behandlungen nicht den gewünschten Erfolg erzielt. Aber auch der Wunsch, der Erkrankung nicht als passiver Patient ausgeliefert zu sein, ist für manche Betroffene eine wichtige Motivation, sich in Eigenregie um Behandlungsalternativen zu bemühen.

Es sind Jahrhunderte oder sogar Jahrtausende alte Erfahrungen, auf denen viele der in der Naturheilkunde verwendeten Therapien und Präparaten basieren. Deswegen werden Teilbereiche der Naturheilkunde auch als Erfahrungsmedizin bezeichnet.

Wie Erfahrungen immer wieder zeigen, kann die Naturheilkunde gerade bei chronischen Erkrankungen häufig sehr beeindruckende und erstaunliche Erfolge erreichen, die zu einer deutlichen Verbesserung der Lebensqualität der Betroffenen führen. Für Schulmediziner sind dies nicht selten unerklärliche Ereignisse, weil nach ihrem Verständnis die eine oder andere chronische Erkrankung nicht verbesserbar ist.

In der Naturheilkunde ist es in der Regel erforderlich, dass die Behandlungskonzepte auf mehreren Säulen basieren. Die jeweiligen Maßnahmen wirken dabei gemeinsam oder können sich gegenseitig ergänzen. Auch als Therapiebegleitung der schulmedizinischen Maßnahmen bietet sich das eine oder andere Verfahren an.

Wenn Sie zur Behandlung der Sarkoidose alternative Behandlungsverfahren in Erwägung ziehen, sprechen Sie dies unbedingt mit Ihrem behandelnden Arzt ab. Ideal wäre es, wenn er sich dieser Thematik gegenüber offen zeigt und noch idealer wäre es natürlich, wenn er sich gut mit diesen naturheilkundlichen Möglichkeiten auskennen würde.

Trotz vieler Vorteile, die naturheilkundliche Verfahren mit sich bringen können, berücksichtigen Sie, dass auch diese Methoden durchaus Nebenwirkungen mit sich bringen können oder unerwünschte Wechselwirkungen mit anderen Präparaten möglich sind. Außerdem gibt es leider auch immer wieder Therapieverfahren, die von zweifelhaftem Nutzen sind und nicht nur viel Geld kosten können, sondern auch gefährlich sind.

Abgesehen von diesen Überlegungen sind naturheilkundliche Behandlungsverfahren in vielen Fällen willkommene Möglichkeiten, um eine Erkrankung noch besser in den Griff zu bekommen. Nach derzeitigem Wissensstand werden Methoden der Naturheilkunde in erster Linie begleitend und nicht ersetzend zur schulmedizinischen Behandlung der Sarkoidose verwendet. Unter ganzheitlicher Betrachtung ist es das Ziel, den selbstzerstörerischen Ansatz der Sarkoidose umzukehren bzw. die Selbstheilung anzuregen.

Meistens suchen Patienten nach alternativen Behandlungsmöglichkeiten, die bereits einen längeren Leidensweg hinter sich haben und glauben, mit der Schulmedizin in eine Sackgasse gelangt zu sein. Soweit man weiß, sind es überwiegend Patienten der Stadien 2 und 3, die sich zusätzlich zur Schulmedizin alternativen Methoden zuwenden.

Die in diesem Kapitel vorgestellten Möglichkeiten aus der Naturheilkunde gelten als die gängigsten und mitunter erfolgreichsten Methoden, die derzeit zur (Mit-)Behandlung der Sarkoidose angewendet werden. Sicher gibt es darüber hinaus noch weitere sinnvolle Behandlungsmöglichkeiten, allerdings sind sie im Zusammenhang mit der Sarkoidose oftmals noch nicht sehr erprobt.

Homöopathie

Die Homöopathie ist bereits seit 200 Jahren bekannt und wurde von S. Hahnemann entwickelt. Heutzutage gehört sie zu den bekanntesten Verfahren der Naturheilkunde. Da sie nur äußerst selten zu unerwünschten Nebenwirkungen führt und der Körper nicht belastet wird, ist die Homöopathie eine so beliebte Behandlungsmethode.

Bei Sarkoidose eignet sich die Homöopathie als Basisbehandlung. Hierfür werden vom Therapeuten individuell angezeigte homöopathisch wirkende Substanzen herausgearbeitet. Diese sollen die Selbstregulation des gesamten Organismus anregen. Denn bei der Behandlung der Sarkoidose geht es darum, durch homöopathische Substanzen den Stoffwechsel und die Selbstheilungskräfte zu aktivieren.

Die Homöopathie handelt nach der Ähnlichkeitsregel, die besagt, dass die verabreichten Substanzen zu ähnlichen Symptomen führen, wie sie für eine bestimmte Krankheit typisch sind.

Die durch die Homöopathie übermittelten Heilinformationen sind zwar chemisch nicht mehr messbar, aber durch physikalische Schwingungsmuster erzeugen sie ihre Wirkung.

Von Kritikern wird immer wieder der angebliche Placebo-Effekt der Homoöpathie thematisiert, auf den die Wirkung der homöopathischen Substanzen zurückzuführen sei. Da die Homöopathie allerdings sehr erfolgreich auch bei Tieren und kleinen Kindern eingesetzt werden kann, dürfte dies Beweis genug dafür sein, dass es sich bei der Homöopathie nicht um eine Placebo-Wirkung handeln kann.

Anthroposophische Medizin

Mitunter zeigen Therapieansätze auf anthroposophischer Grundlage besonders bei einer chronisch verlaufenden Sarkoidose gute Erfolge.

Der Begründer der Anthroposophischen Heilkunde, Rudolf Steiner, verstand seine Ausrichtung als eine Erweiterung der konventionellen Medizin.

Bei der Anthroposophischen Medizin stehen die Selbstheilungskräfte des Organismus im Mittelpunkt. Sie sollen gestärkt werden und so zur Gesundung verhelfen. Bei der Behandlung der Sarkoidose geht es darum, die Spontanheilung anzuregen. Dabei wird der Körper quasi konditioniert, eine Spontanheilung vorzunehmen.

Ziel ist es, diese zu aktivieren und zu unterstützen, indem Körper, Geist und Seele gleichermaßen in das Behandlungskonzept einbezogen werden, um eine Harmonisierung des Organismus zu erreichen. Krankheiten werden hier als eine Äußerung der Seele und des Geistes gesehen.

Wichtige Bestandteile der Anthroposophischen Medizin sind physikalische und künstlerische Therapien. Auch die Gesprächstherapie, Heileurythmie und rhythmische Massagen werden angewendet. Es gibt eigens hergestellte anthroposophische Arzneimittel, von denen viele auf homöopathischer Basis verabreicht werden.

Die Anthroposophische Medizin baut ihre Theorie auf der Lehre von den vier Ebenen der Wirklichkeit auf. Diese vier Ebenen sind der physische, der ätherische und der astralische Leib sowie das Ich.

Eine Krankheit entwickelt sich nach Ansicht der Anthroposophischen Medizin aus einer gestörten Wechselwirkung dieser vier Ebenen untereinander. Eine Therapie auf anthroposophischer Grundlage zielt also immer darauf ab, die gesunde Wechselwirkung der vier Ebenen wieder-herzustellen.

Dies geschieht sowohl durch homöopathische Arzneimittel, als auch mit Hilfe nicht auf Medikamenten basierender Therapien, wie Heil-Eurythmie, rhythmischen Massagen oder der anthroposophischen Kunsttherapie.

Die auf der Basis der Anthroposophischen Medizin hergestellten Medikamente sollen dementsprechend nicht nur auf der physischen Ebene ihre Wirksamkeit entfalten, sondern auch in den geistigen und seelischen Bereichen.

Eine der bekanntesten und an den häufigsten eingesetzten Therapien, die auf der Basis der anthroposophischen Lehre Rudolf Steiners beruht, ist zweifelsohne die Misteltherapie. Diese findet in erster Linie bei Krebserkrankungen Anwendung, doch wird sie inzwischen auch bei diversen anderen Erkrankungen eingesetzt. Als Indikationen gelten hier beispielsweise Arthrosen und verschiedene Autoimmunerkrankungen, zu denen ja auch die Sarkoidose gezählt wird. Im Vergleich zur Tumortherapie ist die Dosierung bei der Sarkoidose wesentlich geringer. Die Verabreichung von Mistelextrakten erfolgt häufig als Injektion.

Die Wirksamkeit der Mistel wird auf ihre immunmodulierenden Eigenschaften zurückgeführt. Bisherige Erfahrungen zeigen, dass es bei einer erfolgreichen Misteltherapie seltener zu Rückfällen kommt als bei Behandlungen mit Cortison.

Ein weiterer Therapiebaustein auf der Basis der Anthroposophie besteht in der Gabe von Ferrum, Graphites und Viscumalbum-Extrakten. Eine weitere wichtige Substanz ist der potenzierte Phosphor, der den Gesundungswillen des Patienten anregen soll und häufig in Kombination mit Ferrum und Graphites verabreicht wird. Phosphor wirkt in höheren Dosierungen toxisch, so dass er nur in begrenztem Umfang eingesetzt werden kann.

Heilstollentherapie

Die Heilstollentherapie wird auch als Höhlentherapie, Untertage-Klimatherapie bzw. Speläotherapie bezeichnet. Auf Grund der extremen Staub- und Allergenarmut kommt die Heilstollentherapie in Frage bei Atemwegserkrankungen wie Asthma, Heuschnupfen, chronischen Nabennebenhöhlenerkrankungen, Bronchitis, Krupphusten, aber auch bei diversen Allergien und Hauterkrankungen. Die Wirksamkeit von Heilstollen wird auf ein bestimmtes vorherrschendes Mikroklima zurückgeführt, das unter gewissen Voraussetzungen unter Tage in ehemaligen Bergwerkstollen und Naturhöhlen entstehen kann.

Wegen dieses speziellen Klimas fehlen in diesen Stollen fast vollständig Pollen, Krankheitserreger und Staubpartikel. Und diejenigen Staubteilchen oder Allergene, die das Stolleninnere erreichen, werden auf Grund einer hohen Luftfeuchtigkeit (fast 100%) in Form von Nebeltröpfchen nach außen getragen oder an den feuchten Wänden und dem Boden gebunden. Durch diese extrem reine keimfreie Stollenluft wird der erkrankte Organismus derart entlastet, dass es zu gesundheitlichen Verbesserungen kommen kann.

Die Wirksamkeit der Heilstollentherapie wird schließlich durch eine konstant kühle Temperatur (ca. 9°C) unterstützt. Durch zahlreiche Studien und Erfahrungsberichte weiß man mittlerweile auch, dass dieses spezielle Höhlenklima antiallergisch, schleim- und krampflösend, aber auch entzündungshemmend wirkt. Außerdem kommt es zu einer Anregung und Vertiefung der Atmung. So gibt es auch wissenschaftliche Nachweise, die eine deutliche Verbesserung der Lungenfunktion belegen.

Es gibt in Deutschland derzeit ca. 10 offiziell anerkannte Heilstollen, die unterstützend zu schulmedizinischen Behandlungen unterschiedlichster Krankheiten empfohlen werden. Um als Heilstollen anerkannt zu werden, müssen bestimmte Voraussetzungen erfüllt sein. In erster Linie ist es das besondere Klima in Kombination mit einer allergenfreien Luft. Bevor eine Kur in einem Heilstollen in Erwägung gezogen wird, sollte immer eine ärztliche Untersuchung erfolgen.

Salztherapie (Halotherapie) bei Sarkoidose

Salz ist schon seit der Antike als Heilmittel, insbesondere zur Vorbeugung von Infektionen und als Wundheilmittel, bekannt. Unter den Begriff Salztherapie fallen verschiedene Behandlungsmöglichkeiten, die sich hauptsächlich darin unterscheiden, ob sie mit feuchtem, nassem oder trockenem Salz durchgeführt werden. Je nachdem, welche Organe oder Bereiche von der Sarkoidose betroffen sind, kann eine feuchte oder trockene Salztherapie in Frage kommen. Im Hinblick auf die Behandlung der Lungen-Sarkoidose ist besonders die trockene Salztherapie, die Halotherapie, zu betrachten.

Die Salztherapie und ihr breites Anwendungsspektrum

Meer- und Steinsalz wird wegen seiner lindernden und vorbeugenden Wirkung bei unterschiedlichen Krankheitssymptomen geschätzt. Salz ist reich an wichtigen Mineralien und Mikrostoffen, darunter Brom, Calcium, Eisen, Jod, Kalium, Magnesium und Natrium. Daraus ergeben sich wiederum wertvolle, gesundheitsfördernde Eigenschaften. Das „weiße Gold" zeigt eine antibakterielle, entzündungshemmende, durchblutungsfördernde Wirkung, ist ein profunder Schleimlöser, beruhigt ein überempfindliches Immunsystem und macht Krankheitserregern den Garaus. Salz kann äußerlich wie auch innerlich angewendet werden. Viele Menschen schätzen die Anwendungen mit Salz aus dem Toten Meer oder buchen speziell Kur-Aufenthalte und Urlaube an Orten mit Thermalbädern, Thalasso-Zentren oder Salzgrotten.

Angezeigt ist eine Salztherapie u. a. bei Atemwegserkrankungen (Asthma, Bronchitis, COPD), Entzündungen von Hals, Nebenhöhlen, Stirnhöhlen und Heuschnupfen sowie Schwächung des Immunsystems.

Salzbehandlungen stellen in erster Linie Ergänzungen zu einer medikamentösen/ärztlichen Behandlung oder vorbeugende Maßnahmen dar. Sie sind als natürliche Therapieformen in der Regel frei von Nebenwirkungen und unangenehmen Begleiterscheinungen. Deshalb eignen sie sich auch für Kinder und ältere Menschen. Bei Vorerkrankungen und unterschiedlich kombinierten Therapiemaßnahmen ist grundsätzlich der Rat des behandelnden Arztes einzuholen. Daneben sollten Salzbehandlungen nicht bei Fieber, offenen Wunden, hochinfektiösen Krankheiten, schwerem Bluthochdruck und Herzinsuffizienz durchgeführt werden.

Behandlungsansätze mit feuchtem/nassen Salz

Zu den Formen der Salztherapie mit feuchtem oder nassem Salz zählen Salz-Trinkkuren, Salzbäder, Salzpackungen für die Haut, Salzspülungen und der Einsatz von homöopathischen Schüssler-Salzen.

Für Salz-Trinkkuren eignet sich Meer- oder Himalayasalz, das in Wasser aufgelöst wird. Sole-Trinkkuren füllen die Mineralstoffdepots auf, gerade bei einem Defizit an Brom, Calcium, Jod, Eisen, Magnesium, entgiften und stärken das Immunsystem.

Salzbäder haben eine antibakterielle und entzündungs-hemmemde Wirkung auf die Atemwege, aber auch auf die Haut, sie fördern Entspannung und Stressabbau und bringen das vegetative Nervensystem ins Gleichgewicht. Salzspülungen bezeichnen eine Wasser-Salzlösung zum Gurgeln, Durchspülen der Nase und Inhalieren, z. B. bei Schnupfen und Pollenallergien. Das macht die Atemwege wieder frei, befreit sie von Krankheitserregern, Fremdstoffen und Pollen.

Behandlungsansätze mit Trockensalz - Halotherapie

Die „Halotherapie" (Halo = griech. Salz), die Behandlung mit trockenem Salz, zeigt bei Erkrankungen der Atemwege wirksame Erfolge. Da Sarkoidose vor allem die Lunge betrifft, kann die Trockensalz-Therapie eine unterstützende Maßnahme sein. Aber auch bei Allergien sowie auf Herz, Schilddrüse und Haut zeigen sich die positiven Auswirkungen der Salzinhalation, was ebenfalls bei entzündlichen Gewebeknötchen in diesen Organen von Bedeutung ist. Sie wird in Salzgrotten oder Salzhöhlen durchgeführt. Alternativ können spezielle Geräte zur Luftanreicherung mit trockenem Salz für den Heimgebrauch und Salzkristall-Inhalatoren zum Einsatz kommen.

Ihren Ursprung hat die Halotherapie in Polen, wo sich eine Vielzahl von bedeutenden, natürlichen Salzkammern befindet. 1843 entdeckte der polnische Arzt Felix Boczkowski, dass die Arbeiter in den Salzbergwerken, im Gegensatz zu den Arbeitern in Kohle- und Metallbergwerken, so gut wie gar nichts mit Atemwegserkrankungen zu tun hatten, sondern sehr gesund waren. Dokumentiert wurde diese Beobachtung im polnischen Salzbergwerk Wielicka. Dies hatte unmittelbar die Errichtung von Kuranlagen am Ort zur Folge. In den 1950-er Jahren entstanden auch in Rumänien, der Ukraine und der Slowakei Salztherapieeinrichtungen in den dort zahlreich vorhandenen Salzstollen, Salzbergwerken und Karsthöhlen.

In Deutschland war es der Arzt Karl-Hermann Spannagel, der sich in den 1950-er Jahren erstmals mit der Halotherapie beschäftigte, da er die Wirkung in der Kluterhöhle im Ruhrgebiet beobachten konnte. Das Vorkommen von natürlichen Salzhöhlen ist deutschlandweit sehr gering, weshalb hier artgerechte Salzgrotten künstlich erschaffen wurden. Derzeit gibt es über 300 Grotten dieser Art, z. B. im Schwarzwald, am Bodensee, in der Lüneburger Heide und im Berchtesgadener Land.

Inhalation in Salzgrotten

Die Halotherapie wird in natürlichen oder künstlich erschaffenen Salzgrotten, auch Salz-Spa, Salzzimmer oder Salzkammer genannt, durchgeführt. Eigens für den Zweck der Halotherapie erbaute Salzgrotten bestehen aus einem oder mehreren Räumen, bei denen Wände, Decken und Böden entweder aus Salzblöcken gefertigt sind, oder auf die das Salz durch die sogenannte „Saltero-Methode" aufgebracht wurde. Verarbeitet werden hauptsächlich Salz aus dem Toten Meer, „Himalayasalz" oder regionales Steinsalz. Diese künstlichen Salzgrotten ahmen das Mikroklima einer natürlichen Salzhöhle bzw. das salzhaltige Mikromeererklima nach. Sie sind meist mit Salzlampen für warmes Licht und farbigen Lichteffektsystemen ausgestattet, um die Wellness-Atmosphäre zu unterstützen, zu der auch sanfte Musik im Hintergrund beiträgt.

Allein die Wände aus oder mit Salz ausgekleidet reichen für eine effektive Salzkonzentration in der Raumluft nicht aus, sie schaffen lediglich das optisch-authentische Ambiente. Um eine therapeutisch wirksame Salzkonzentration in der Luft zu erreichen, sind u. a. Solevernebler, kleine Gradierwerke, Wasserläufe oder Salzgeneratoren eingebaut, die dafür sorgen, dass sich ein mikrofeiner, trockener Salznebel in den Räumen verteilt. Die Raumtemperatur liegt um die 20 °C, die Luftfeuchtigkeit beträgt zwischen 40 und 50 %. Durch diese Maßnahmen können annähernd Salzkonzentrationen wie in den natürlichen Salzbergwerken von 0,24 - 0,25 mg $NaCl/m^3$ Luft erreicht werden.

Für die Dauer von etwa 45 Minuten können die Patienten die salzhaltige Luft intensiv inhalieren.

Positive Wirkmechanismen der Halotherapie

Das Mikroklima der Halotherapie ist fast zu einhundert Prozent antibakteriell. Der feine, trockene Salznebel wird intensiv über Atemorgane, Haut und Schleimhäute aufgenommen und entfaltet dort seine vielfältigen Wirkmechanismen, auch bei Sarkoidose und ihren unterschiedlichen Ausprägungen. Die Luft ist durch das mikrokristalline Salz „negativ ionisiert", was eine Reihe von gesundheitsfördernden Merkmalen mit sich bringt. Sauerstoff kann optimal aufgenommen werden, das Allgemeinbefinden bessert sich, antivirale und antibakterielle Effekte kommen zum Tragen.

Durch die Salztherapie löst sich festsitzender Schleim, der in Folge leicht und vermehrt abgehustet werden kann. Bakterien und Pilze reduzieren sich, was der Lunge hilft, ihr Mikroklima wieder zu normalisieren. Die Atemwege werden gründlich von Krankheitserregern und Schadstoffen gereinigt und gleichzeitig gestärkt.
Auf der Haut entsteht durch den trockenen Salznebel ein heilender und schmerzlindernder Salzfilm, der gleichermaßen Bakterien abtötet. Das bewirkt eine sanfte Tiefenreinigung und

Regeneration sowie Glättung der Haut, die Hautelastizität verbessert sich, der Zellschutz einzelner Hautschichten wird aktiviert und Blutgefäße gestärkt. Um in Salzkammern eine optimale Wirkung zu erzielen, sollte leichte, luftdurchlässige Kleidung getragen werden.

Das Immunsystem erfährt eine nachhaltige Stärkung durch die Halotherapie. Die Anzahl der Fresszellen, die mit Vorliebe Allergene, Mikroorganismen und Staubpartikel vertilgen, nimmt deutlich zu. Die Leistungsfähigkeit der inneren Organe verbessert sich im Zusammenspiel mit Regenerationsprozessen, die u.a. durch die gesteigerte Sauerstoffaufnahme entstehen.

Geräte zur Luftanreicherung mit Salz-Aerosol als Alternative für zuhause

Heute finden sich auf dem Markt spezielle, kompakte Geräte zur Luftanreicherung mit trockenen, mikrokristallinen Salzpartikeln aus unbehandeltem Steinsalz. Diese können in Innenräumen eingesetzt werden und werden mit einem Netzadapter betrieben.

Trockensalz-Inhalatoren/Salzpfeifen (Saltpipes)

Eine weitere Option sind Trockensalz-Inhalatoren oder Salzpfeifen in kleiner und handlicher Größe für einen jederzeitigen Inhalationseinsatz. Die mobilen Produkte erlauben das Einatmen über Nase oder Mund (Salzpfeifen).

Solegrotten (Saunavariante)

In Abgrenzung zu den Salzgrotten sind die Solegrotten zu erwähnen. Bei dieser Saunavariante wird feinst zerstäubte Salzsole in einem Raum mit ca. 40 °C Lufttemperatur und 100 % Luftfeuchtigkeit versprüht. Durch das Einatmen kann ein positiver Wirkeffekt auf die Atemwege erreicht werden, auch die Durchblutung und Allgemeinbefinden verbessern sich.

Radontherapie

Die Radontherapie wird auch als Radonbalneologie, Radonbad und Radoninhalationskur bezeichnet. Die Basis der Therapie bildet hier das Radon, das in entsprechenden Heilbädern natürlich aus dem Erdboden freigesetzt wird.

Die Wirksamkeit besteht aus insgesamt 3 Faktoren, nämlich dem Radon, der hohen Luftfeuchtigkeit und der Wärme. Im Gegensatz zu den anderen Heilstollen besteht hier nämlich keine konstant niedrige Temperatur, sondern eine hohe. Radon ist ein Edelgas und verfügt über eine milde, niedrig dosierte natürliche Radioaktivität. Während einer Radontherapie gelangt das Radon über die Atemwege und die Haut in den Körper. Dabei verteilt es sich in gelöster Form im Körper, geht allerdings als Edelgas keine chemische Bindung im Körper ein.

Radon führt zu einer Anregung des Abwehrsystems und somit zu einer Stärkung des Immunsystems. Auf Grund langjähriger Erfahrungen mit Radontherapien ist bekannt, dass die Anwendung bei zahlreichen Erkrankungen erfolgreich sein kann. Besonders gilt dies für die Wirksamkeit von Radon bei chronischen rheumatischen Erkrankungen.

Heutzutage weiß man, dass insbesondere Patienten mit Erkrankungen des Bewegungsapparates wie Morbus Bechterew, Arthrosen, Arthritis, Rheuma, Fibromyalgie, Osteoporose und Wirbelsäulensyndromen von der Radontherapie profitieren. Aber auch bei Atemwegserkrankungen wie Asthma, Bronchitis und Heuschnupfen kann die Radonanwendung sehr hilfreich sein.

Man weiß mittlerweile auch, dass es bei einer Radontherapie zu einer Blockierung der chronischen Entzündungsprozesse kommt, was bei vielen Sarkoidose-Patienten den positiven Nebeneffekt hat, dass eine anschließende länger andauernde Reduzierung von Cortison und Schmerzmitteln erfolgen kann. Möglich soll dies auch durch die Anregung der körpereigenen Cortisonproduktion sein.

Als einer der bekanntesten Orte, in denen eine Radonkur durchgeführt werden kann, gilt der Gasteiner Radonstollen in Österreich. Bekannte Orte in Deutschland sind unter anderem Bad Kreuznach, Bad Schlema, Bad Steben, St. Blasien und Bad Brambach.

Es gibt die Möglichkeit, eine Radonkur in ehemaligen Bergwergstollen durchzuführen, aber auch in entsprechenden Thermalbädern. Hier wird während des Badens oder beim Quellwassertrinken Radon vom Körper aufgenommen. Nachdem das Radon im Körper die heilende Wirkung entfaltet hat, wird es nach ca. 3 Stunden wieder gänzlich abgebaut.

Kritiker der Radontherapie verweisen darauf, dass durch natürliche Radonbelastungen Krebserkrankungen entstehen können. Demgegenüber stehen allerdings umfangreiche wissenschaftliche Studien und Patientenberichte, die nachweisliche gesundheitliche Verbesserungen erzielen konnten. Auch die Risiken und Langzeitfolgen, die auf Grund der starken entzündungshemmenden Medikamente wie Cortison sollten bei der Nutzen-Risiko-Abwägung einer Radontherapie in die Waagschale gegeben werden. Weiterführende Informationen über die Radontherapie lesen Sie auf www.euradon.de
Eine Radontherapie ist verschreibungspflichtig und sollte mit dem behandelnden Arzt besprochen werden.

Anthroposophische Therapiemöglichkeiten bei Sarkoidose

Als mögliche Alternative zu Cortison und den nicht-steroidalen Antiphlogistika stehen anthroposophische Therapiemöglichkeiten zur Verfügung, die in einer Langzeitbeobachtung hinsichtlich der Wirksamkeit annähernd gute Erfolge wie eine Cortisontherapie belegen konnten. Auch die Behandlung mit einer Mistel-Arznei aus dem anthroposophischen Spektrum zeigte Erfolge.

Verständnis der Begriffe Anthroposophie und anthroposophische Medizin

Die Anthroposophie, eine Kombination aus den beiden altgriechischen Wörtern „Mensch" und „Weisheit", wurde zu Beginn des 20. Jahrhunderts von dem österreichischen Publizisten Rudolf Steiner (1861-1925) begründet. Auf der Grundlage der Anthroposophie entwickelte Steiner zusammen mit der niederländischen Ärztin Ida Wegmann die anthroposophische Medizin als integratives Konzept, die heute zu den anerkannten Heilmethoden gehört.

Die anthroposophische Medizin vertritt einen ganzheitlichen Ansatz, der Körper, Geist und Seele des Menschen (Gesamtorganismus im anthroposophischen Sinne) im Rahmen des Therapieansatzes für die optimale Behandlung betrachtet. Die Lebensumstände zum Zeitpunkt der Erkrankung/Beschwerden wie auch die Charaktereigenschaften des Menschen und seine Emotionen fließen in die Ausarbeitung eines Therapiekonzeptes mit ein. Dabei wird die Schulmedizin mit anthroposophischen Arzneimitteln/Heilmitteln und konservativen Therapien kombiniert. Ziel ist, das gesunde Gleichgewicht wiederherzustellen. Besondere Bedeutung kommt der Mitarbeit und der Aktivierung der Selbstheilungskräfte des Patienten auf allen Ebenen zu.

Anthroposophische Arzneimittel bestehen aus mineralischen, tierischen und pflanzlichen Substanzen, darunter z. B. Spitzwegerich, Mistel, Biene, Gold. Diverse Inhaltsstoffe kommen auch in der Homöopathie und der Phytotherapie zum Einsatz. Zu den Heilverfahren, die individuell angewendet werden, zählen Physiotherapie, Musiktherapie, künstlerische Therapien, Farbtherapie, anthroposophische Massagen, anthroposophisch orientierte Psychotherapie und Heileurythmie.

Anthroposophische Mediziner absolvieren ganz klassisch ein Medizinstudium und bilden sich anschließend mit einer mindestens dreijährigen Intensivausbildung weiter. Neben den anthroposophischen Ärzten gibt es europaweit, allen voran in Deutschland und der Schweiz, auch auf anthroposophische Medizin ausgelegte Kliniken.

Dass der integrative Ansatz erfolgreich ist, konnten verschiedene Studien beweisen. So bestehen z. B. wechselseitige Wirkbeziehungen zwischen Immunsystem und zentralem Nervensystem, die bei immunologischen und regulatorischen Heilungsprozessen eine wichtige Rolle spielen. Bewegungstherapien sind bei einer Vielzahl von Krankheitsbildern effektiv und nachhaltig, ebenso wie künstlerische Therapien. Durch die Kombination unterschiedlicher Therapieverfahren ergibt sich ein umfangreiches Wirkspektrum.

Nicht-steriodale Sarkoidosetherapie auf anthroposophischer Grundlage

Der medizinische Begriff „nicht-steriodal" wird für entzündungshemmende und schmerzlindernde Medikamente verwendet, die kein Cortison enthalten. Die anthroposophische Medizin rückt immer mehr in den Mittelpunkt der modernen Medizin und hat auch in der so genannten nicht-steriodalen

Sarkoidosetherapie durch eine Langzeitbeobachtung am anthroposophischen und ganzheitlich orientierten Gemeinschaftskrankenhaus Herdecke/Nordrhein-Westfalen von sich reden gemacht.

Die Langzeitbeobachtung, die im Zeitraum von 1979-1997 durchgeführt wurde, konnte aufzeigen, dass die anthroposophische Therapie mit potenziertem Phosphor, Ferrum, Graphites und Viscum album-Extrakten bei Patienten mit chronischer Sarkoidose gleich gute Wirkergebnisse wie die Steroid-Therapie (Cortisontherapie) zur Folge hatte. Nennenswerte Nebenwirkungen wurden nicht beobachtet. Der Wirksamkeitsansatz beruht auf der Anregung zur Spontanheilung. Über den genannten Zeitraum wurden 136 Patienten mit gesicherter Sarkoidose im meist fortgeschrittenen Stadium erfasst.

Der Therapieansatz und die Resultate

Phosphor in potenzierter, nicht toxischer Form regt die Selbstheilungskräfte und den Gesundungswillen des Patienten an, der Organismus wird zur Heilung der chronischen Entzündung aktiviert. Phosphor gilt allgemein als Energielieferant für den Organismus, wegen der giftigen Wirkung ist eine höhere Konzentration jedoch nicht möglich. Das Medikament wird mit potenziertem, ebenfalls nicht toxischem Eisen und Graphit kombiniert, um die funktionelle Struktur der Lunge zu kräftigen. Bei leichten Fällen reicht diese erste Stufe der Therapie meist aus, die zudem eine geringe Infektanfälligkeit bei den Patienten zur Folge hat.

In einer zweiten Stufe wird die Therapie weiter durch Mistelpräparate ergänzt. Ist die Sarkoidose besonders ausgeprägt, kann mit beiden Stufen gleichzeitig begonnen werden. In der anthroposophischen Medizin ist die Mistel, aufbereitet zu einer Arznei, ein Mittel zur Tumorbehandlung. Sie hat eine zytotoxische und immunmodulierende Wirkung. Als Standardtherapie kommt ein Präparat aus Kiefernmistel (Iscador P) zum Einsatz, das in einer Dosierung von anfänglich 0,1 oder 1 mg zweimal wöchentlich subkutan injiziert wird. Die Dosis lässt sich auf bis zu 5 mg steigern, mitunter können auch 10 mg notwendig sein. Zeigen sich keine Verbesserungen, besteht eine weitere Therapiemöglichkeit in der Anwendung von sehr stark verdünnten Mistelpräparaten. Die Misteltherapie hat, im Gegensatz zur Cortisontherapie, keine akute Wirkung, sondern versteht sich als Langzeittherapie.

Im vorliegenden Fall erhielten alle Patienten die erste Therapiestufe, die Hälfte wurde zusätzlich mit Mistelpräparaten der zweiten Stufe behandelt. Bei etwa 50 % der Patienten ersetzte die nicht-steriodale Therapie auf anthroposophischer Grundlage die Cortisontherapie, bei weiteren 20 % konnte sie ganz vermieden werden. Somit kann diese Therapieform, gerade bei chronischer Sarkoidose im fortgeschrittenen Stadium, eine gute Cortison-Alternative aufzeigen und ist als Kombinationsbehandlung in der Ausschleichphase von CCrtison geeignet.

Anthroposophisches Mistel-Präparat bei pulmonaler Sarkoidose (Lungensarkoidose)

Schon Hippokrates erwähnte die Mistel als Heilmittel. Dr. Rudolf Steiner und Dr. Ita Wegmann entwickelten in der Zeit zwischen 1917 und 1925 die sogenannte Misteltherapie. speziell zur Krebsbehandlung, die in der anthroposophischen Medizin von großem Interesse, jedoch wissenschaftlich nicht anerkannt ist. Rudolf Steiner vertrat die These, dass sich das parasitäre Wachstumsmuster der Mistel und das eines Tumors entsprechen. Eingesetzt wird hier die weißbeerige Mistel (Viscum album).

Wie bereits bei der Langzeitbeobachtung des Gemeinschaftskrankenhauses Herdecke erwähnt, kommen anthroposophische Mistelarzneien auch bei Sarkoidose zum Einsatz. Hier existiert eine weitere mehrjährige Untersuchung mit einem Mistelpräparat, die das Havelhöher Gemeinschafts-krankenhaus für anthroposophische Medizin in Berlin durchgeführt hat.

Im Zeitraum zwischen 2003 und 2007 fand eine Beobachtungsstudie mit 30 an pulmonaler Sarkoidose erkrankten Patienten statt, bei denen eine zyklische Therapie mit einem Viscum album I. Präparat der Fa. WALA (Iscucin Salicis) durchgeführt wurde. Im Abstand von jeweils drei Monaten erfolgte eine Kontrolle der Wirkergebnisse. Dabei wurden begonnene Therapien mit Glukokortikoiden (Kortisol) beendet. Nebenwirkungen oder ungünstige Krankheitsverläufe waren nicht zu festzustellen, sodass kein Abbruch der Therapie erforderlich wurde. Stattdessen konnten signifikante Verbesserungen der klinischen, laborchemischen und pulmonalen Krankheitszeichen verzeichnet werden. Somit lieferte die Fallstudie Hinweise darauf, dass die eingeleitete Therapie mit dem Mistelpräparat eine wirksame sowie unbedenkliche Alternative zu einer Glukokortikoid-Therapie bietet.

Akupunktur

Mit Akupunktur kann nach heutigem Ermessen die Sarkoidose zwar nicht geheilt werden, aber sie kann in bestimmten Fällen eine effektive flankierende Maßnahme sein. So kann sie beispielsweise eingesetzt werden, um die Selbstheilungskräfte zu stimulieren und Schmerzen zu lindern.

Die Akupunktur ist ein Therapieverfahren, welches seit über 2.000 Jahren in der traditionellen chinesischen Medizin (TCM) angewandt wird. Mittlerweile schätzen auch viele naturheilkundlich orientierte Therapeuten die Akupunktur bei einer Vielzahl von Erkrankungen.
Die Akupunktur geht davon aus, dass Meridiane die Kanäle im Körper sind, durch die die Lebensenergie Qi fließt. Jeder Meridian ist mit einer Organgruppe oder einem einzelnen Organ verbunden, so dass über die Stimulierung des Meridians die verschiedenen Körperregionen erreicht werden können.

Sie ist eine Reiz- bzw. Regulationstherapie, die anhand von 15 bis 20 Akupunkturnadeln durchgeführt wird. Es sollten immer so wenige Nadeln wie möglich gesetzt werden, aber in Einzelfällen kann eine höhere Anzahl erforderlich sein. Die Nadeln werden je nach Beschwerdebild an den entsprechenden Meridianen leicht in die Haut gepiekst. Somit werden die jeweiligen Organe in ihrer Aktivität angeregt und die Selbstheilungskräfte aktiviert.

Eine Akupunkturtherapie besteht insgesamt aus 10 bis 15 Sitzungen. Jede Anwendung dauert etwa 30 Minuten und wird meistens in bequemer Liegeposition durchgeführt.
Bei der Ohrakupunktur findet die Anwendung im Sitzen statt, indem nur Akupunkturpunkte am Ohr behandelt werden. Diese Art der Akupunktur wurde von dem französischen Arzt Dr. Nogier entwickelt, als er feststellte, dass sich in den Ohren Reflexzonen befinden, die den gesamten Körper erreichen.

Die moderne Medizin hat die klassische Akupunktur in einigen Punkten weiterentwickelt. So werden anhand von Laser- oder Elektroakupunkturanwendungen die Meridiane nicht durch Nadeln aktiviert, sondern durch Elektro- bzw. Laserenergie.

Hildegard von Bingen

Geht es nach den Heilmitteln von Hildegard von Bingen, so soll ein Rispenhirse-Mischpulver die Behandlung der Sarkoidose unterstützen. Rispenhirse wird auch bei entzündungsbedingten Krankheiten eingesetzt wie beispielsweise bei Mandel- oder Kehlkopf-Entzündungen.

Rehabilitation

Mit dem Begriff Rehabilitation bezeichnet man alle Maßnahmen, die auf Grund einer Krankheit ergriffen werden, um das körperliche und geistige Wohlbefinden der Patienten wiederherzustellen. Rehabilitationsmaßnahmen verfolgen dabei unter anderem folgende Ziele:

- Wiederherstellung der Leistungsfähigkeit
- Verbesserung der Lebensqualität
- Wiedereingliederung in das Berufsleben
- Wiedereingliederung in das Alltagsleben

Um dies bestmöglich erreichen zu können, empfiehlt sich der Aufenthalt in Fachkliniken, deren Ärzte sich auf Sarkoidose spezialisiert haben. Dabei sind Kliniken mit besonderem Heilklima (Berge, Meer) zu bevorzugen. Durch dieses Klima werden die körpereigenen Abwehrkräfte gestärkt, was sich in einer geringeren Krankheitsanfälligkeit und einer schnelleren Heilung zeigt.

Die einzelnen Rehabilitationsmaßnahmen richten sich dabei nach den persönlichen Bedürfnissen des Patienten, da ein allgemeines Rehabilitationskonzept für Sarkoidose derzeit nicht vorliegt.

Einige spezialisierte Kliniken finden Sie am Ende dieses Buches in dem Kapitel „Adressen".

Sarkoidose und Ernährung

Bisher ist noch keine gezielt auf die Sarkoidose abgestimmte Ernährungsweise bekannt, die zuverlässig zu einer Gesundung der Erkrankung führen würde.

Allerdings gibt es zunehmend positiv gestimmte Erfahrungsberichte, die dazu tendieren, eine kohlenhydratreduzierte Ernährungsweise zu verfolgen. Dies ist die Ernährung, die auch bei anderen Autoimmunerkrankungen häufig empfohlen wird.

Zum jetzigen Wissensstand lässt sich sagen, dass die Krankheit durch diese Ernährungsweise nicht geheilt werden kann, aber sie soll den Verlauf verschiedener Autoimmunerkrankungen deutlich abmildern können. Warum dies so ist, weiß man bisher noch nicht. Denkbar ist einerseits, dass sich die kohlenhydratreduzierte Ernährung positiv auf das Immunsystem auswirkt, möglich ist aber auch, dass es durch kohlenhydratreiche Nahrungsmittel zu einer Schwächung des Immunsystems kommt.

Insbesondere ist immer wieder über Erfolge bei der ebenfalls zu den Autoimmunerkrankungen gehörenden chronisch entzündlichen Darmerkrankung Colitis ulcerosa zu lesen, die genauso wie die Sarkoidose eigentlich als nicht heilbar gilt. Wird jedoch weitestgehend auf Kohlenhydrate verzichtet, kommt es bei vielen Colitis ulcerosa-Patienten zu einer deutlichen Symptomverbesserung. Anstoß, diese Ernährungsweise auch bei der Sarkoidose in Erwägung zu ziehen, gibt sicherlich auch die Erkenntnis, dass Autoimmunerkrankungen viele Gemeinsamkeiten haben und Erkenntnisse der einen auch wichtig für die andere sein können.

Aber was ist eine kohlenhydratreduzierte Ernährung?

Kohlenhydratreduzierte oder kohlenhydratfreie Ernährungsarten gibt es mittlerweile reichlich. Sie tragen Namen wie „Low Carb Diät", „Atkins-Diät", „ketogene Ernährung" und „Schaub-Diät" und sind in Teilbereichen modifiziert.
Eine in englischsprachigen Ländern bekannte spezielle kohlenhydratarme Ernährungsform ist die „Specific Carbohydrate Diet", die in Kurzform als SCD™ bezeichnet wird. Ursprünglich wurde sie von Dr. Sidney Valentine Haas zur Behandlung von Zöliakie entwickelt und von der 2005 verstorbenen kanadischen Autorin Elaine Gottschall in großem Umfang publik gemacht.

Anstoß ihres zeitlebens andauernden leidenschaftlichen Einsatzes für die kohlenhydratreduzierte Diät war die Colitis ulcerosa-Erkrankung ihrer Tochter im Jahre 1955. Denn nachdem zahlreiche Versuche mit Medikamenten gescheitert waren und eine Operation kurz bevorstand, suchte sie nach alternativen Möglichkeiten. Diese fand sie bei Dr. Haas, denn dieser hatte mittlerweile langjährige Erfahrungen gesammelt in der Behandlung von Colitis ulcerosa. Vielen hundert Patienten hatte er durch seine Forschungen und kohlenhydratreduzierte Ernährung bereits zu mehr Gesundheit verholfen.

Durch diese erfolgversprechende Diät und intensive Unterstützung von Dr. Haas gelang es Elaine Gottschall schließlich, dass ihre Tochter anhand dieser Ernährungsumstellung innerhalb von 2 Jahren symptomfrei wurde und später sogar wieder normale Nahrungsmittel vertragen konnte.

Dieser beeindruckende Erfolg veranlasste sie, sich intensiv für diese kohlenhydratreduzierte Ernährung einzusetzen. Ihr Buch „Breaking the Vicious Cycle" wurde über eine Million Mal weltweit verkauft.

Was aber steckt wirklich dahinter? Wieso scheint diese Ernährungsweise so erfolgreich zu sein? Mittlerweile ist nämlich auch bekannt, dass nicht nur bei Colitis ulcerosa und Zöliakie beeindruckende Verbesserungen erreicht werden können, sondern auch bei weiteren Erkrankungen wie Morbus Crohn, zystischer Pankreasfibrose, Candidose, Reizdarm und schließlich auch Sarkoidose.

Bei dieser Ernährungsweise werden in erster Linie Obst, Gemüse, Fisch, Fleisch, Eier, Nüsse, Honig, selbst hergestellter Jogurt sowie einige Käsesorten verzehrt.

Es wird also konsequent auf Getreide, Stärke, Zucker, Laktose und industriell hergestellte Lebensmittel verzichtet. Einige Autoren vergleichen diese Ernährung auch mit der Steinzeiternährung, bei der man sich hauptsächlich von Fleisch und Gemüse ernährt, denn Getreide und Zucker waren seinerzeit unbekannt.

Befürworter der SCD™-Diät gehen davon aus, dass bestimmte Mikroorganismen des Darms eine wesentliche Rolle bei der Entstehung von Autoimmunerkrankungen spielen. Und weil komplexe Kohlenhydrate den größten Einfluss auf krankmachende Darmbakterien haben, indem sich diese von Kohlenhydraten ernähren, sollte auf den Verzehr dieser Nahrungsmittel verzichtet werden.

Denn werden die schädlichen Mikroorganismen durch die Kohlenhydrate ständig gefüttert, kommt es zu einer weiteren Ausbreitung und einem Verdrängen der gesunden Darmbakterien. Auch in kleinsten Mengen sollten diese speziellen Kohlenhydrate nicht verzehrt werden, weil sich die krankmachenden Mikroorganismen ansonsten schlagartig wieder vermehren.

Da man annimmt, dass die Darmmikroorganismen bis zu einem Jahr ohne Nahrung überleben können, sollte die Ernährungsweise zumindest ein Jahr lang durchgehalten werden.

Während man auf komplexe Kohlenhydrate verzichten sollte, sind einfache Kohlenhydrate in unbegrenzter Menge erlaubt. Diese bestehen aus einem einzigen Zuckermolekül und können im Dünndarm ohne einen zusätzlichen Aufspaltungsprozess aufgenommen werden. Als Ernährungsgrundlage für die schädlichen Mikroorganismen sind sie nutzlos. Die meisten Obst- und Gemüsesorten enthalten einfache Kohlenhydrate in Form von Fructose. Als Süßungsmittel ist nur Honig erlaubt.

Lebensmittel wie beispielsweise Kartoffeln, Zucker und Getreide verfügen hingegen über komplexe Kohlenhydrate, die aus mehreren Zuckermolekülen bestehen. Damit diese vom Organismus aufgenommen werden können, müssen sie zunächst von Enzymen der Dünndarmschleimhaut aufgespalten werden.

Da aber gerade dieser Vorgang häufig gestört ist und die Enzyme zur Spaltung von komplexen Zuckern fehlen, verbleiben die Kohlenhydrate teilweise unverdaut im Darm und führen zu schädlichen Gärungs- und Fäulnisprozessen. Hinzu kommt, dass sie den unerwünschten Mikroorganismen als Nahrungsgrundlage dienen und zu ihrer Vermehrung beitragen.

Beachten Sie, dass Sie bei der Auswahl der jeweiligen Nahrungsmittel Ihre individuellen Intoleranzen und Allergien berücksichtigen und auf diese verzichten, so wie es im nachfolgenden Kapitel „Nahrungsmittelintoleranzen" beschrieben ist.

Möglicherweise wird Sie Ihr behandelnder Arzt darauf hinweisen, dass aus schulmedizinischer Sicht keine wissenschaftlich belegten Studien bezüglich der SCD™-Diät vorliegen.

Lassen Sie sich dennoch nicht verunsichern, denn es gibt viele positive Erfahrungen von Betroffenen, die durch diese Ernährungsumstellung deutliche gesundheitliche Verbesserungen erfuhren. Dabei konnten sie auch oftmals ihre Cortison-Dosierungen reduzieren.

Ob diese Ernährungsweise für Sie die richtige ist, lässt sich nach ca. 4 Wochen absehen. Denn meistens kann man nach dieser Zeit beobachten, ob es zu gesundheitlichen Verbesserungen kommt oder nicht. Hierbei geht es darum, eventuelle Tendenzen festzustellen, denn die Ernährungsumstellung bringt keine schnellen Erfolge.

Wenn man den Eindruck bekommt, dass diese Ernährungsweise nicht hilft oder möglicherweise sogar die Symptome verschlimmert, sollte man natürlich auf die SCD™ verzichten.

Die SCD™ Diät basiert in erster Linie auf Erfahrungswerten, und sicherlich wäre es vermessen, *jedem* Betroffenen mit einer Autoimmunerkrankung eine Verbesserung oder gar Heilung in Aussicht zu stellen.

Achten Sie bei Ihrer Ernährung außerdem auf folgende Aspekte:

- Vermeiden Sie raffinierten Zucker, da er nicht nur zu einer Vielzahl von gesundheitlichen Problemen führt, sondern außerdem ein Vitaminräuber ist.

- Vermeiden Sie Lebensmittel mit chemischen Zusatzstoffen. Insbesondere E-Nummern, Glutamat und künstliche Süßstoffe sollten gemieden werden.

- Essen Sie viel frisches Obst und Gemüse. Wenn Ihr Darm in der Lage ist, Rohkost zu verdauen, sollten Sie diese auf Grund wertvoller Enzyme in Ihre Ernährung integrieren.

- Achten Sie darauf, dass Sie Transfette vermeiden, weil der Körper diese industriell gehärteten Fette nur schwer verarbeiten kann. Diese sind überwiegend in frittierter Ware enthalten, aber auch in Fastfood, Margarine und Fertigprodukten.

- Verzichten Sie auf Lebensmittel, von denen Sie wissen, dass sie sie nicht vertragen aufgrund einer Allergie oder Intoleranz.

- Wenn Sie von einer Laktoseintoleranz betroffen sind und Milchprodukte meiden, langfristig Cortison einnehmen oder in den Wechseljahren sind, schützen Sie sich durch die Einnahme von Kalzium und Vitamin D vor einer Reduzierung Ihrer Knochendichte. Für Personen mit einem hohen Kalziumniveau sollte die Kalziumzufuhr reduziert werden.

Nahrungsmittelintoleranzen

Ein vielfach unterschätztes Thema im Zusammenhang mit Sarkoidose ist der Bereich der Allergien. Dabei spielen die klassischen Allergien, die der Allergologe meint, nur eine vergleichsweise untergeordnete Rolle. Wesentlich häufiger führen Nahrungsmittelintoleranzen zu körperlichen Symptomen.

Unverträgliche Nahrungsmittel sind sehr oft die Ursache für ungeklärte, langjährige Gesundheitsstörungen und insbesondere der chronischen Müdigkeit, die ja sehr häufig bei der Sarkoidose auftritt.

Der Verzehr von unverträglichen Nahrungsmitteln führt zu einer unnötigen ständigen Belastung des Immunsystems, denn immer wenn Immunreaktionen gefordert sind, erfolgt dies auf Kosten unserer Energiereserven. Für den Organismus ist dies genau so anstrengend, als wenn er ständig mit einer chronischen Infektion oder mit Schmerzen konfrontiert wäre. Hinzu kommt, dass unverträgliche Nahrungsmittel zu einer permanenten zusätzlichen Belastung diverser Organe führen. Also Gründe genug, um das Thema Nahrungsmittelintoleranzen auch bei der Behandlung von Sarkoidose mehr einzubeziehen.

Das Fatale ist, dass zumindest in Deutschland nur die wenigsten Betroffenen von ihrer Nahrungsmittelintoleranz wissen und oft viele Jahre lang unter unerklärlichen Beschwerden leiden, für die einfach keine Ursache zu finden ist. Dabei könnten gerade Untersuchungen auf Nahrungsmittelintoleranzen bei vielen Betroffenen eine deutliche Steigerung der Lebensqualität bedeuten. Und um die geht es bei der Behandlung der Sarkoidose.

Experten gehen davon aus, dass Nahrungsmittelintoleranzen mit über 100 Symptomen in Verbindung stehen. Diese können jeden

Bereich des Körpers betreffen und ganz unterschiedliche Beschwerden verursachen wie z. B. Haarausfall, Schlafstörungen, Darmkoliken, chronische oder bleierne Müdigkeit. Die Symptome treten im Unterschied zu Allergien zeitverzögert auf, sogar bis zu 72 Stunden nach Verzehr.
Man unterscheidet zwischen Pseudoallergien und enzymbedingten Nahrungsmittelintoleranzen (Enzymopathien). Häufig werden diese Begriffe nicht deutlich abgegrenzt, so dass die enzymbedingten Intoleranzen oft zwar als Pseudoallergien bezeichnet werden, aber eigentlich zu den Enzymopathien gehören.

Die enzymbedingten Intoleranzen kommen am häufigsten vor. Zu ihnen zählen die Laktose-, Fructose-, Histamin-, Saccharose-, Sorbit-, und Galactose-Intoleranz. Ursache dieser Intoleranzen ist jeweils ein Enzymmangel oder Enzymdefekt. Durch das Fehlen der jeweiligen Enzyme ist es für die Betroffenen nicht möglich, bestimmte Nahrungsbestandteile zu verdauen.

Schätzungen gehen davon aus, dass etwa zwei Prozent der Bevölkerung eine Histaminintoleranz haben, fünfzehn Prozent leiden an einer Laktose-Intoleranz und zwanzig bis dreißig Prozent an einer Fructose-Intoleranz.

Wenn man von diesen Zahlen ausgeht, scheinen Nahrungsmittel-Intoleranzen zu den Volkskrankheiten zu gehören, die auf dem Vormarsch sind. Dabei vermuten Fachleute, dass die Dunkelziffer sehr hoch ist, weil bei vielen Betroffenen die Intoleranz aus Unwissenheit nicht untersucht wird. Das heißt nicht, dass es den betroffenen Personen gut geht und sie sich gesund fühlen. Es bedeutet vielmehr, dass sie sich oft sehr quälen, sie in ihrer Lebensqualität deutlich eingeschränkt sind.

Die klinischen Symptome von Nahrungsmittelintoleranzen sind häufig den Nahrungsmittelallergien zum Verwechseln ähnlich, so dass es anfangs sehr aufwändig ist herauszufinden, welche der beiden Erkrankungen tatsächlich vorliegt. Die Symptome äußern sich in beiden Fällen mit identischen Beschwerden wie Verdauungsproblemen, Kopfschmerzen, Müdigkeit, Atembeschwerden, Hautausschlägen und anderen. Und da viele dieser Beschwerden auch in Verbindung mit Sarkoidose auftreten, wird keine weitere Ursachenforschung hinsichtlich unverträglicher Nahrungsmittel unternommen.

Die Diagnose von Allergien ist wesentlich einfacher zu stellen als die von Unverträglichkeiten, denn bei Nahrungsmittelallergien liegt ein immunologischer Mechanismus zugrunde. Der Organismus bildet Antikörper gegen die allergieauslösenden Stoffe und es findet eine Sensibilisierung statt.

Bei Intoleranzen hingegen ist dies nicht der Fall, aber es werden ohne Beteiligung der Antikörper ebenfalls Botenstoffe freigesetzt. Und diese verursachen schließlich die gleichen Beschwerden wie die Antikörper bei klassischen Allergien. Nahrungsmittelintoleranzen werden auch als nichtimmunologisch bedingte Nahrungsmittel-Unverträglichkeiten bezeichnet.

Auf Grund der fehlenden Antikörper bei Intoleranzen fallen sämtliche klassischen Allergietests beim Vorhandensein von Intoleranzen unauffällig aus: Der Spiegel des Antikörpers IgE im Blut ist nicht erhöht, und auch bei Hauttests (z. B. Pricktests) treten keine Reaktionen auf. Diese Tests sind Standarduntersuchungen, die bei Allergien mit Sofortreaktionen sinnvoll eingesetzt werden, aber bei Intoleranzen keinerlei Aussagekraft besitzen.

Das alles bedeutet allerdings nicht, dass Personen mit Intoleranzen weniger krank sind als die Allergiker. Häufig geht es ihnen sogar noch deutlich schlechter, weil die Diagnosen nicht gestellt werden und sie somit wesentlich längere Leidenswege durchlaufen. So sind es keine Einzelfälle, dass die Betroffenen mitunter jahrelang herumdoktern und nicht wissen, welche Ursachen für ihre Beschwerden verantwortlich sind.

Bei Intoleranzen gibt es erst seit wenigen Jahren Testmöglichkeiten, um die einzelnen Unverträglichkeiten herauszufinden. Dass diese Untersuchungen bei niedergelassenen Therapeuten nicht eingesetzt werden, liegt anscheinend an der großen Unkenntnis über diese Thematik. Dies jedenfalls zeigen viele Erfahrungen von Betroffenen.

Leben mit Sarkoidose

Sarkoidose ist nach derzeitigem wissenschaftlichem Stand nicht heilbar. Allein diese Tatsache kann sehr frustrieren und manches Stimmungstief verursachen.

Allerdings gibt es auch einen Lichtblick, denn bei vielen Betroffenen bildet sich die Sarkoidose wieder ganz zurück. Man kann allerdings nie vorher absehen, zu welcher dieser beiden Gruppen man gehören wird. Und selbst wenn es nicht zu einer Spontanheilung kommt, so bedenken Sie, dass die meisten Patienten trotz der Erkrankung ein ganz normales Leben führen können.

Aber was ist, wenn nicht?

Wenn man langfristig oder sogar sein Leben lang mit der Erkrankung konfrontiert sein wird, bedeutet dies für viele Betroffene einen enormen Einschnitt in das bisher geführte Leben. Je nachdem, wie plötzlich die Sarkoidose auftritt, hat man jedoch auch viel Zeit, sich quasi auf die Erkrankung einzustellen. Wenn man nämlich von der nicht akuten Form betroffen ist, wird man nicht eines Morgens wach, und ist plötzlich krank. Es ist vielmehr ein schleichender Prozess, der sich über Monate und Jahre hinziehen kann.

So hat man sich womöglich im Laufe von vielen Monaten oder auch Jahren irgendwie daran gewöhnt, dass der Körper nicht mehr so gehorcht wie man es gerne hätte. Man ist nicht mehr so belastbar wie früher, obwohl es nicht am Alter liegen kann. Die Müdigkeit übermannt einen immer öfter, und man richtet sich das Leben entsprechend der Erkrankung ein.

Und möglicherweise hat die Erkrankung einen dann irgendwann derart im Griff, dass sie die Bewältigung des Arbeitsalltages nicht mehr zulässt. Man muss sich möglicherweise daran gewöhnen, dass die Lunge nicht mehr voll leistungsfähig ist, die Gelenke oft schmerzen und die Müdigkeit die Lebensqualität stark einschränkt.

Wer krank ist, lebt ein anderes Leben als die Mitmenschen gleichen Alters. Doch kaum jemand hat in seinem bisherigen Leben gelernt, mit einem derartigen Schicksalsschlag umzugehen. Man muss lernen, mit der Krankheit zu leben und trotz manchem Hindernis doch das Beste aus der Situation zu machen. So lernt man im Laufe der Zeit, mit der Krankheit zu leben. Man achtet viel sensibler auf irgendwelche körperlichen Veränderungen, arrangiert sich gezwungenermaßen mit der Erkrankung und nutzt die guten Phasen, um das Leben doch noch zu genießen und die arg gebeutelte Seele und die Batterien wieder aufzuladen.

Manch bittere Pille bleibt dennoch zu schlucken. Wenn der Körper es etwa nicht mehr ermöglicht, seinen geliebten Beruf auszuüben. Oder wenn man auf Grund der Erkrankung besser auf Kinder verzichten sollte oder den Kinderwunsch auf unbestimmte Zeit verschieben muss. Auch wenn der Ehepartner die Krankheit nicht mittragen will, ist das sicher ein großes Problem. Die Krankheit kommt also nicht allein, sie zieht leider bei vielen Betroffenen weitere Folgen nach sich.

Und dennoch arrangiert man sich mit vielen Gegebenheiten und wundert sich im Nachhinein, wie man dies und jenes eigentlich bewältigt hat. Ja, man wird ein kleiner Kämpfer und zwar an allen Fronten, die sich in den Weg stellen. Man wächst aus sich heraus und übersteigt Grenzen, die man ohne die Krankheit womöglich gar nicht kennen gelernt hätte.

Das bringt Veränderungen mit sich, auch bei der eigenen Persönlichkeit. Aber diese Veränderungen können auch positive Aspekte bedeuten, denn wer hat schon etwas gegen mehr Selbstbewusstsein, neue Freunde und ein tiefgründigeres Leben, das man vorher vielleicht nicht so hatte?

Auffallend ist dabei immer wieder, dass Menschen, die im Laufe ihres Lebens schon den einen oder anderen Schicksalsschlag bewältigen mussten, häufig besser mit einer Krankheitssituation zurechtkommen. Wer jedoch bis zum Auftreten der Erkrankung ein problemloses Leben geführt hat, fällt oft viel tiefer in ein emotionales Loch.

Bei der Sarkoidose ist es für viele Betroffene die Unwissenheit, die immer wieder verzweifeln lässt. Denn niemand weiß, was sich noch aus der Sarkoidose heraus entwickeln wird. Niemand kann sagen, wie der Verlauf sein wird und welche weiteren Symptome zukünftig noch auftreten werden. Und schließlich sind da ja auch noch die vielen langfristigen Nebenwirkungen, die durch die ständige Einnahme von Schmerzmitteln und Cortison irgendwann auftreten können, und vom behandelnden Arzt auch immer wieder in Aussicht gestellt werden.

Es bleibt einem also gar nichts anderes übrig, als dass man sich auch immer wieder in Geduld üben muss. Falls Sie noch nicht wussten, was Patient eigentlich heißt, spätestens in diesem Moment sollte es Ihnen bewusst werden: Patient heißt Geduld haben. Im Englischen heißt geduldig sein „to be patient".

Geduld muss man quasi an allen Fronten aufbringen. Nicht nur im Wartezimmer, sondern auch im Gespräch mit den behandelnden Ärzten. Denn leider verfügen die meisten Ärzte nur über geringes Wissen bezüglich der Sarkoidose. Man muss sich also selbst kümmern, sich mit Informationen eindecken, Kontakte zu anderen Betroffenen knüpfen und ständig über neueste Erkenntnisse auf dem Laufenden sein.

Mit Sarkoidose wird man meistens dazu gezwungen, das Schicksal in die eigene Hand zu nehmen. Nicht der Arzt ist der Aufklärer, sondern man selbst muss sich aufklären.

Wem die Last zu groß ist und wer keinen geeigneten Gesprächspartner hat, dem er seine Sorgen mitteilen kann, der sollte gegebenenfalls psychotherapeutische Hilfe in Anspruch nehmen. Aber auch die Teilnahme an einer Sarkoidose-Selbsthilfegruppe kann sehr hilfreich sein. Lesen Sie hierzu das Kapitel „Selbsthilfegruppen – eine oft unterschätzte großartige Hilfe".

Müdigkeit und Erschöpfung

Bei Sarkoidose ist Müdigkeit eines der häufigsten Symptome, immerhin 70% der Patienten sind hiervon betroffen. Somit ist die Müdigkeit ein wesentliches Leitsymptom der Sarkoidose.

Besonders diejenigen, deren Lunge, Herz oder Muskeln betroffen sind, machen die Erfahrung, dass sie häufig müde sind. Dies wird teilweise damit begründet, dass durch die Schwächung der Muskulatur und insbesondere der Atemmuskulatur keine ausreichende Sauerstoffversorgung mehr stattfinden kann und außerdem das Atmen anstrengender wird.

Die körperliche Belastbarkeit ist oft so stark herabgesetzt, dass die Erschöpfung zu einer massiven Beeinträchtigung des Alltags führt.

Die Müdigkeit kann einen chronischen Verlauf nehmen. Ist dieses Stadium einmal erreicht, steht die Müdigkeit derart im Vordergrund, dass sie mitunter die anderen durch die Sarkoidose auftretenden Symptome sogar in den Hintergrund drängen kann.

Und auch wenn sich die diversen anderen Symptome, die im Zusammenhang mit der Sarkoidose stehen, zurückgebildet haben, so bleibt die Müdigkeit in vielen Fällen weiterhin bestehen. Warum dies so ist, weiß man bisher noch nicht.

Die Müdigkeit beginnt quasi schon morgens bevor man überhaupt aufgestanden ist. Es fällt schwer, das Bett zu verlassen, selbst 3 klingelnde Wecker helfen manchmal nicht. Schafft man es irgendwann, aufzustehen, folgt eine kalte Dusche, aber auch die hilft nur kurzweilig. Man kommt den ganzen Tag lang nicht richtig in Fahrt, und man hat das Gefühl, als müsse man ständig gegen die drohende oder bereits anwesende Müdigkeit ankämpfen.

Nachdem auch 6 Tassen Kaffee nicht mehr weiterhelfen und sämtliche Versuche mit Aufputschmitteln damit enden, dass man abends so aufgedreht ist, dass schlaflose Nächte folgen, kommt man irgendwann an den Punkt, an dem man nicht mehr so richtig weiterweiß.
Leider gibt es keine Allzweckwaffe, die für diese Art Müdigkeit zuverlässig helfen kann. Möglich sind auch mehrere Faktoren, die die Müdigkeit bedingen, sodass eine Kombination von verschiedenen Maßnahmen erforderlich ist.

Und trotz der nahen liegenden Annahme, dass die Müdigkeit auf Grund der Sarkoidose besteht, sollten Sie sicherheitshalber durch eine ärztliche Untersuchung weitere körperliche Ursachen für die Müdigkeit ausschließen lassen.

Sauerstoff

Da bei Sarkoidose eine eingeschränkte Lungenfunktion und damit eine reduzierte Sauerstoffversorgung zu ständiger Müdigkeit führt, sollte für eine effizientere Sauerstoffaufnahme gesorgt werden.

Gehen Sie so oft wie möglich spazieren. Verrichten Sie Ihre alltäglichen Haushaltsarbeiten bei geöffnetem Fenster. Auch einige Nahrungsergänzungsmittel wie z. B. Crystal Energy und Vitamin B15 können zu einer verbesserten Sauerstoffversorgung beitragen. Wichtig ist, dass Sie diese Präparate bis spätestens 16 Uhr einnehmen sollten, um keine schlaflosen Nächte zu riskieren.

Sauerstoffverknappung führt oftmals zu einer geistigen Erschöpfung. Zwar beträgt das Gehirngewicht nur 2% des Körpergewichts, aber es benötigt fast ein Viertel der verfügbaren

Sauerstoffzufuhr. Für das Gehirn bedeutet der Sauerstoff lebensnotwendige Nahrung, und wird ihm diese vorenthalten, kommt es bald zu Erschöpfungszuständen.

Durch eine verbesserte Sauerstoffversorgung profitieren übrigens nicht nur die erschöpften Gehirnzellen, sondern auch ermüdete Muskeln.

Atmung

Eigentlich klingt es zu einfach, um wahr zu sein: Die richtige Atmung kann dabei helfen, Müdigkeit zu verhindern oder zu lindern.

Viele Menschen atmen heutzutage nur sehr oberflächlich und träge. Auf Grund einer überwiegend sitzenden Lebensweise und fehlender Bewegung werden die Lungen nicht ausreichend gefordert. Das betrifft gesunde Menschen genauso wie Sarkoidose-Patienten.

Wer täglich am Schreibtisch sitzt, nutzt nicht mehr als ein Zehntel seiner verfügbaren Lungenkapazität.

Eine vertiefte Atmung kann man lernen und trainieren. Hierfür eignet sich die folgende Übung: Lesen Sie laut aus der Zeitung vor, und versuchen Sie so viel Text wie möglich mit einem einzigen Atemzug zu schaffen. Je öfter Sie diese Übung anwenden, desto mehr Text werden Sie im Laufe der Zeit mit einem einzigen Atemzug lesen können.

Raumklima

Um Ihrer Müdigkeit zu entkommen oder sie zumindest zu lindern, ist es auch hilfreich, für ein gesundes Raumklima zu sorgen. Da Sie als Sarkoidose-Patient möglicherweise auf Grund von Lungenproblemen nur über eine unzureichende Sauerstoffversorgung verfügen, können Sie von gesunder Luft profitieren.

Auch gesunde Menschen werden übrigens schnell müde, wenn sie sich in einer verpesteten Luft aufhalten und diese permanent einatmen müssen.

Sorgen Sie in Ihrem Büro oder in den Räumen, in denen Sie sich häufig aufhalten, für eine ausreichende Belüftung und Luftbewegung.

Vermeiden Sie schädliche Chemikalien, Stäube und Gase, die Sie unnötig belasten würden. Möglicherweise kann ein Arbeitsplatzwechsel erforderlich werden.

Die Anschaffung eines Luftreinigers kann eine gute Idee sein, denn dieser ist in der Lage, die Raumluft von Hausstaub, Pollen, Rauch, Schimmel und anderen belastenden Substanzen zu reinigen. Je nachdem, um welche Schadstoffe es geht, wählt man entsprechende Reinigungsfilter aus.

Medikamentennebenwirkungen

Möglicherweise entsteht die Müdigkeit auf Grund von Medikamenten-Nebenwirkungen. Lesen Sie also die Packungsbeilage sehr sorgfältig. Sollte sich der Verdacht bestätigen und die Müdigkeit eine große Belastung für Sie darstellen, so besprechen Sie sich mit Ihrem Arzt, ob eventuell ein anderes Medikament möglich ist.

Candida-Hefepilz

Als eine Nebenwirkung von Medikamenten wie Cortison und Antibiotika kommt es bei den meisten Anwendern zu einer Infektion mit dem Hefepilz Candida albicans. Dieser siedelt sich hauptsächlich im Darm an, kann aber auch diverse andere Bereiche des Körpers betreffen.

Eines der häufigsten Symptome in Verbindung mit dem Candida ist die ständige Müdigkeit. So kann es sein, dass Sie durch eine erfolgreiche Beseitigung des Candida Ihre Müdigkeit beseitigen können. Lesen Sie weitere Informationen in dem Kapitel „Der Candida-Hefepilz".

Nahrungsmittelintoleranzen

Wenn eine Nahrungsmittelunverträglichkeit besteht, ist die Müdigkeit eines der an den häufigsten auftretenden Symptomen.

Während viele Symptome nicht direkt nach dem Essen auftreten, folgt die Müdigkeit hingegen meistens unmittelbar.

Weitere Maßnahmen zur Bekämpfung der Müdigkeit:

- ausreichend Schlaf (7 bis 8 Stunden)
- nicht zu viel Schlaf

- ggf. ein Mittagsschlaf von 20 bis 40 Minuten
- beseitigen Sie Schlafstörungen, falls diese vorliegen
- leichte Gymnastik im Bett am Morgen
- Aktivität und frische Luft nach dem Aufstehen
- kaltes Wasser, beispielsweise Güsse nach Pfarrer Kneipp täglich dreimal oder einmal Beine/Arme bürsten und Wechselduschen heiß/kühl
- geregelte Tagesrhythmik
- kurze Ruhepausen über den Tag verteilt
- bei Computerarbeit stündlich fünf Minuten Unterbrechung und Entspannung
- leichte Bewegung an der frischen Luft
- ausgewogen essen (nicht zu viel und nicht zu wenig)
- ausreichend trinken
- Beruhigungsmittel und Alkohol meiden
- den Konsum von relativ harmlosen chemischen Muntermachern wie Kaffee, Tee, Schokolade einschränken
- falls möglich im Alltag Umgebungstemperaturen über 20 bis 22°C meiden.

Schlafstörungen – eine Begleiterscheinung bei Sarkoidose

Die im vorangehenden Kapitel beschriebene Müdigkeit kann auch durch Schlafstörungen verursacht werden. Denn wer nachts nicht zur Ruhe kommt und sich somit nicht regenerieren kann, fühlt sich morgens beim Aufstehen bereits erschöpft.

Um die Tagesmüdigkeit zu lindern, ist es also häufig erforderlich, die Schlafstörungen zu beseitigen. Da aber vielfältige Ursachen hinter den Schlafproblemen stecken, kann dies eine sehr aufwändige Suche werden.

Naheliegend ist es daher, zunächst die als am wahrscheinlichsten geltenden Ursachen zu überprüfen. Bei vielen Patienten kommt es auf Grund von Medikamenteneinnahmen bezogen auf die Sarkoidose zu den unerwünschten Schlafstörungen. Hier hilft ein Blick in den Beipackzettel. Wenn Schlafstörungen hier nicht als Nebenwirkung aufgeführt sind, kann es hilfreich sein, die Wirkung auszutesten, indem die Dosierung reduziert oder für wenige Nächte ganz auf die Medikamente verzichtet wird.

Besprechen Sie sich aber unbedingt mit Ihrem behandelnden Arzt, und versuchen Sie Medikamentenveränderungen nicht in Eigenregie.

Schlafstörungen werden oftmals einfach als ein lästiges Übel gesehen und nicht als eine Gefährdung der Gesundheit. Dabei ist erholsamer Schlaf nicht nur wichtig, um am nächsten Tag wieder fit in den Alltag einsteigen zu können, sondern er ist eine wesentliche Voraussetzung, um gesund zu bleiben. Und ist der Schlaf gestört, so kann sich dies auf den Verlauf der Sarkoidose ungünstig auswirken.

Ein ausgewogener Schlaf ist auch für einen gesunden Körper eine biologische Notwendigkeit. Verschiedene körperliche Programme werden während der Schlafphase in ihrer Aktivität reduziert wie z. B. die Atmung, der Herzschlag und die Muskelaktivität. Andere Funktionen und Organe fahren gerade während des Schlafens auf Hochtouren und entfalten während dieser Phase einen besonders aktiven Zustand. Hierzu zählen z. B. die Leber und das Hormonsystem.
Wer seine Schlafstörungen nicht ernst genug nimmt und sich nicht bemüht, diese zu lindern oder zu beseitigen, läuft Gefahr,

sich langfristig gesundheitlich sehr zu schaden. Denn es ist nachgewiesen, dass durch eine unzureichende Schlafqualität häufiger Krankheiten auftreten, eine geringere Lebenserwartung besteht und das Immunsystem beeinträchtigt wird.

Somit können Schlafstörungen nicht nur zu einer kurzfristigen körperlichen und seelischen Belastung führen, die die Lebensqualität gravierend einschränkt. Sie können vielmehr auch ernsthafte gesundheitliche Folgeerscheinungen auslösen, weil der Körper durch den Schlafentzug aus seinem Gleichgewicht katapultiert wird. Die gesundheitlichen Folgeerscheinungen bedingt durch Schlafentzug werden häufig unterschätzt und nicht mit Schlafmangel in Verbindung gebracht.

Dabei sind Symptome wie Bluthochdruck, Magen-Darm-Störungen und Kopfschmerzen nur einige der möglichen entstehenden Probleme. Zu wenig Schlaf kann auch durch die Entstehung von Entzündungen begünstigt werden.

Aber auch eine Schwächung des Immunsystems kann auf Grund von chronischem Schlafmangel auftreten. Denn insbesondere nachts arbeitet das Immunsystem auf Hochtouren. Es kommt zu einer vermehrten Ausschüttung von immunaktiven Stoffen und der natürlichen Killerzellen, die zur Steigerung der Immunabwehr benötigt werden. Diese reduzierte Produktion führt schließlich dazu, dass der Körper anfälliger für Infektionen und Krankheiten wird und sich gegen viele eindringenden Erreger kaum noch zur Wehr setzen kann.

Auch das Nervensystem wird angegriffen, denn der Schlaf ist die Zeit, in der normalerweise die Regeneration der Neuronen erfolgt. Dies sind die Bahnen, über welche die Steuerung von willkürlichen und unwillkürlichen motorischen Bewegungen vor sich geht. Als Folge kann der Körper schmerzempfindlicher werden, was auch mit Gefühlsstörungen in den Armen und Beinen einhergehen kann.

Auch die Abgabe vieler Hormone, durch welche verschiedene Körperfunktionen reguliert werden, richtet sich am Schlafrhythmus aus. Besonders das in der Nebennierenrinde produzierte Stresshormon Cortisol wird in Mitleidenschaft gezogen. Bei zu wenig Schlaf erhöht sich der Cortisolspiegel dauerhaft, was den Körper in die Situation von Dauerstress manövriert. Dies wiederum hat zur Folge, dass der Blutzuckerspiegel ansteigt und damit auch gleichzeitig das Körpergewicht.

Darüber hinaus ist bekannt, dass ein starker Zusammenhang zwischen Schlafstörungen und Depressionen besteht. Schlafentzug führt zu innerer Unausgeglichenheit, Reizbarkeit, Konzentrationsproblemen sowie motorischen Störungen, wodurch es oft zu Unfällen und auch Problemen im persönlichen sowie beruflichen Bereich kommt. Somit stellen Schlafstörungen ein ernsthaftes Problem dar, durch das die Betroffenen in ihrem gesamten Lebensbereich beeinträchtigt sind.

Ein weiteres, vielfach unbekanntes Problem, ist die Gefahr, dass es auf Grund von Schlafmangel zu einer Insulinresistenz kommen kann und die Entstehung von Diabetes begünstigt wird. Je länger die Schlafprobleme andauern, umso mehr wird dem Körper langfristig geschadet. Desto wichtiger ist es also, sich sofort nach dem Erkennen der Schlafprobleme um Lösungen zu bemühen, um weiteren möglichen Schaden abzuwenden.

Doch Schlafstörungen sind kein unumkehrbares Schicksal, sondern man kann sehr viel aktiv dagegen unternehmen.

Rauchen bei Sarkoidose

Dass Rauchen gesundheitsschädlich ist, weiß heutzutage schon jedes Kind. Und dass man spätestens mit Beginn einer schweren Erkrankung mit dem Rauchen aufhören sollte, erklärt sich eigentlich von selbst. Für Lungenerkrankungen, zu denen die Sarkoidose ja fast immer gehört, gilt dies ganz besonders.

Obwohl einige Studien zu der Erkenntnis gekommen sind, dass Nichtraucher wesentlich öfter an Sarkoidose erkranken als Raucher, und dass Rauchen auch nicht die Sarkoidose verursacht, sollte im Hinblick auf die gesamte Gesundheit trotzdem mit dem Rauchen aufgehört werden. Der Zusammenhang, warum Raucher seltener an Sarkoidose erkranken, ist bisweilen noch nicht geklärt.

Zweifelsohne wirkt sich das Rauchen jedoch auf das Fortschreiten der Erkrankung aus und sorgt für zusätzliche Schädigungen und Verletzungen der Atemwege, indem es Bronchitis und ein Lungenemphysem begünstigt. Und jede Lungenerkrankung wird in ihrer weiteren Entwicklung durch das Rauchen unterstützt.

Bedenken Sie auch, dass als eine mögliche Ursache der Lungensarkoidose das Einatmen von Schadstoffen gilt. Auch wenn das Rauchen selbst bisher nicht als Auslöser der Sarkoidose ermittelt werden konnte, so sollte man sich durch das Rauchen nicht noch weitere die Lunge belastende Schadstoffe zuführen.

Sollten Sie also noch rauchen, so nehmen Sie die Sarkoidose als Anlass, mit dem Rauchen aufzuhören.

Sprechen Sie Ihren Arzt gegebenenfalls darauf an und bitten Sie ihn um unterstützende Maßnahmen und Ratschläge, um erfolgreich und dauerhaft mit dem Rauchen aufzuhören. Es gibt mittlerweile viele sehr effektive Möglichkeiten, um zum Nichtraucher zu werden.

Viele positive Rückmeldungen gibt es von Laserbehandlungen, Akupunkturanwendungen und Nichtraucherkursen, die man im Urlaub absolviert.
Während des Urlaubs fällt das Aufhören oft leichter, weil man sich nicht in seinen Alltagsstrukturen befindet. Viele Verfahren werden von den Krankenkassen unterstützt.

Und selbst wenn Sie sich für eine Methode entscheiden, die Ihre Krankenkasse nicht (mit-)finanziert, so bedenken Sie, dass sich die Kosten oft schon nach wenigen Wochen als Nichtraucher amortisieren.

Manchmal motiviert auch gerade die Vorstellung darüber, dass man sich anstatt der teuren Zigaretten viele andere schöne Dinge leisten könnte. Wie wäre es mit einem tollen Urlaub, den Sie sich anstatt der täglichen 30 Zigaretten jedes Jahr leisten könnten? Oder ein anderer Traum, der noch in weiter Ferne liegt, weil die finanziellen Mittel dafür fehlen?

Depression und mentale Gesundheit

Bei einer schwer verlaufenden Sarkoidose kann es zu einer deutlichen Minderung der Lebensqualität kommen. Die reduzierte Leistungsfähigkeit und ständige Müdigkeit können auf Dauer sehr zermürbend wirken und die Psyche stark belasten.

Wer chronisch erkrankt ist, läuft Gefahr, spätestens dann in eine depressive Phase zu geraten, wenn er keinen Fortschritt in der

Gesundung mehr feststellt. Auch eine Verschlimmerung des Zustandes kann diesen Effekt auslösen.

Die in diesem Zusammenhang möglicherweise auftretende Depression kann den gesamten Lebensbereich betreffen und das Privatleben als auch den Arbeitsalltag oder das Studium stark beeinträchtigen.
Das stetige Gefühl von Traurigkeit, innerer Leere, Verzweiflung und Zukunftsangst sind typische Anzeichen, die auf Grund einer Depression entstehen können.

Die Depression betrifft nicht nur die Gemütslage und das Wohlbefinden, sondern tangiert auch das Schlafvermögen und das Essverhalten. Häufig geht die Depression auch mit gravierenden Schlafstörungen und Appetitverlust einher.

Bei Sarkoidose-Patienten weiß man mittlerweile, dass es bei über der Hälfte der Betroffenen zu depressiven Verstimmungen kommt. Allerdings sind Depressionen grundsätzlich bei chronischen Erkrankungen gehäuft anzutreffen.

Als besonders depressionsgefährdet gelten Betroffene, die noch jung sind, im Arbeitsleben stehen und in ihrem Alter naturgemäß noch nicht mit schweren Erkrankungen gerechnet haben. Mit abnehmender Leistungsfähigkeit kommt irgendwann große Angst auf, dass man bald seinen Beruf nicht mehr ausüben kann und der Lebensplan eine tragische Wende nehmen wird.

Hinzu kommt, dass auch das Umfeld jüngerer Menschen noch nicht mit dem Phänomen „chronischer Krankheiten" in dem Maße konfrontiert ist, als dass gleichaltrige Freunde dem Betroffenen entsprechend begegnen und helfen könnten.

Dennoch fällt dem Umfeld die depressive Gemütslage oftmals wesentlich eher auf als dem Betroffenen selbst. Es gibt allerdings auch die umgekehrte Situation, denn manch ein Betroffener kann seine Depression unglaublich gut kaschieren.

Eine seelische Betreuung kann bei vielen Sarkoidose-Patienten zu einer besseren Akzeptanz der Erkrankung und einem milderen Krankheitsverlauf führen. Wenn Sie das Gefühl von Hoffnungslosigkeit haben, sprechen Sie Ihren Arzt unbedingt darauf an. Lassen Sie sich aber nicht mit der Verschreibung von Antidepressiva abwimmeln, sondern legen Sie Wert darauf, dass Ihnen eine therapeutische Gesprächstherapie ermöglicht wird.

Sport und Bewegung bei Sarkoidose

Inwieweit trotz der Sarkoidose sportliche Aktivitäten ausgeübt werden können, hängt weitestgehend davon ab, welche Organe betroffen sind und wie weit die Erkrankung fortgeschritten ist.

Grundsätzlich ist eine sportliche Betätigung sicherlich sinnvoll, da die Gesundheit häufig auf verschiedene Art und Weise von regelmäßigem Sport profitiert und die Erkrankung stabilisiert werden kann. Dabei sollte das Ausmaß des Sports immer von dem persönlichen körperlichen Befinden abhängig gemacht werden.

Da bei ca. 90% der Sarkoidose-Patienten die Lunge betroffen ist, gibt dieses Organ meistens auch die Möglichkeiten der Sportart vor.

Dabei sollte der regelmäßige Sport auch dazu beitragen, dass die Lungenfunktion trainiert und die Leistungsfähigkeit verbessert wird. Hierzu eignen sich insbesondere ausdauernde Sportarten wie Radfahren, Walken und Schwimmen.

Erfreulicherweise wirkt sich der Sport aber meistens auch auf anderen Ebenen positiv auf das Wohlbefinden aus. Dabei führt er nicht nur zu mehr Kondition, sondern sorgt auch für Spaß, mehr Ausgeglichenheit und durch die Endorphinfreisetzung für gute Laune. Man wird beweglicher, steigert die Muskelkraft und Koordination und lernt wichtige Atemtechniken.

Außerdem nimmt auch das Selbstbewusstsein zu, wenn man feststellt, dass man körperlich doch noch viel mehr schafft, als man sich das vorher zugetraut hatte. Auch wenn sich durch den Sport die Lungenfunktion möglicherweise nicht wesentlich verändert, so kann sich das allgemeine Wohlbefinden dennoch deutlich steigern.

Wenn man den Sport in einer Gruppe ausübt, kommt außerdem ein Gemeinschaftsgefühl hinzu. Dies kann umso intensiver werden, je mehr Gleichgesinnte man in der Gruppe antrifft. Daher ist eine Teilnahme in einer Sportgruppe, die auf Lungensport spezialisiert ist, für viele Sarkoidose-Patienten ein sehr wertvoller Schritt.
Bei allem sportlichen Ehrgeiz sind bei einer bereits eingetretenen Beeinträchtigung der Lunge bestimmte Einschränkungen zu berücksichtigen. So ist es wichtig, sich der persönlichen Leistungsfähigkeit anzupassen und sich an den eigenen Möglichkeiten zu orientieren. Durch Training kann das Leistungsvermögen im Laufe der Zeit bei vielen Patienten verbessert werden, was sich meistens durch eine spürbar verbesserte Ausdauer bemerkbar macht.

Diese kommt einem erfreulicherweise auch im Alltag zugute, wenn das Treppensteigen nicht mehr durch Schnaufen und ständiges Stehenbleiben gekennzeichnet ist. Oder auch, wenn steilere Wege besser bewältigt werden können oder man beim Spazierengehen mit anderen Personen Schritt halten kann. Denn die bisher schnell aufgetretene Atemnot bleibt immer öfter aus.

Häufig sind diese Momente, in denen man im Alltag besser zurechtkommt, auch Motivation genug, sich regelmäßig zu Sportaktionen aufzuraffen.

Und genau aus der Angst vor der schnell auftretenden Atemnot hat man bisher körperliche Belastungen am liebsten gemieden. Das fatale Ergebnis war dann allerdings, dass man durch diese Reduzierung der Belastung immer schneller in Atemnot geriet. Durch immer weniger Belastung konnte man sich noch weniger belasten – eine Spirale, die im Laufe der Zeit unweigerlich abwärts geht.

Durch diese körperliche Schonung kommt es zum Muskulaturabbau, so dass die verbleibenden Muskeln nicht mehr effektiv arbeiten können. Auch das Herz-Kreislaufsystem leidet unter der körperlichen Inaktivität und bildet sich immer weiter zurück. Fatalerweise verlieren auch die Knochen an Substanz, die ja wahrscheinlich durch eine Cortisonbehandlung ohnehin schon stark strapaziert sind. Der Osteoporose ist damit also Tür und Tor geöffnet.

Um diesen Teufelskreis zu durchbrechen, ist es sinnvoll, zunächst in kleinen Schritten zu beginnen. Aber egal, in welchem Ausmaß der Sport betrieben wird: Bei Lungensport darf dieser niemals belastend wirken.

Damit das individuelle Leistungsvermögen beim Sport berücksichtigt, wird und es weder zu einer körperlichen Unter- noch Überforderung kommt, ist es sinnvoll, fachliche Unterstützung in Anspruch zu nehmen.

In einigen Städten gibt es Sportgruppen, die sich auf Lungensport spezialisiert haben. In diesen Gruppen trifft man auf Gleichgesinnte, die ebenfalls von Lungenerkrankungen betroffen sind. Auch sie müssen beispielsweise auf Grund ihres

Asthmas, der chronischen Bronchitis oder einer Lungenoperation entsprechende Vorsichtsmaßnahmen ergreifen und können den Sport nicht als Leistungssport ausüben.

In den Gruppen werden verschiedene Trainingsaktivitäten angeboten, die sehr abwechslungsreich sind und häufig Gymnastik, Beweglichkeitstraining, Krafttraining, Ausdauer-training und eine abschliessende Entspannungsphase beinhalten. Wenn es das Wetter und der Pollenflugkalender zulassen, können auch Außenaktionen stattfinden. Häufig erfolgen diese in Form von Walking oder Nordic-Walking.

Wenn Sie sich nicht einer Lungensportgruppe anschließen möchten, erkundigen Sie sich in Ihrem örtlichen Rehabilitations-Zentrum nach individuellen Trainingsangeboten.

Für welche Variante der Sportangebote Sie sich auch entscheiden – besprechen Sie Ihren Wunsch an der Sportteilnahme mit Ihrem behandelnden Arzt. Denn möglicherweise ist eine fachärztliche Untersuchung erforderlich, um Ihre Sporttauglichkeit bzw. Belastung anhand von einem Belastungs-EKG, einer Blutgasanalyse oder einer Lungen-Funktionsprüfung festzustellen.

Sarkoidose und Schwangerschaft

Sarkoidose tritt vor allem zwischen dem 20. und 40. Lebensjahr auf und somit im gebärfähigen Alter. Dies führt zwangsläufig bei einigen Betroffenen zu der Frage, wie sich ein Kinderwunsch oder eine bereits bestehende Schwangerschaft mit der Erkrankung vereinbaren lassen. Um nicht das Leben eines ungeborenen Kindes zu gefährden, ist es wichtig, verschiedene Aspekte zu berücksichtigen.

Kinderwunsch verschieben

Wenn ein Kinderwunsch aufkommt, ist zunächst zu unterscheiden, in welchem Stadium sich die Sarkoidose befindet. Bekanntermaßen kann bei vielen Patientinnen in den Stadien 1 und 2 von einer Selbstheilung ausgegangen werden, so dass der Kinderwunsch hintenangestellt werden kann.

Da besonders bei jungen Patienten mit einem akuten Verlauf gerechnet werden kann, ist die Prognose für eine Heilung hier besonders gut und damit auch die Hoffnung, dass mit dem Kinderwunsch bis zur Ausheilung der Erkrankung gewartet werden kann.

Schwangerschaft während der Sarkoidose

Frauen, die eine Sarkoidose-Diagnose erhalten haben und schwanger werden, machen sich oft Gedanken über den Verlauf der Krankheit, aber auch darüber, ob das Baby Schaden nehmen könnte. Viele Betroffene berichten, dass die Sarkoidose-Beschwerden während der Schwangerschaft deutlich gemindert waren, weshalb auch eventuelle Medikamente abgesetzt werden konnten.

Die Ursache hierfür wird darin gesehen, dass der Körper während der Schwangerschaft eigenes Cortison produziert. Meist kommen die Symptome nach der Schwangerschaft zurück, oder die Heftigkeit nimmt wieder zu.

Tritt eine Schwangerschaft während der Behandlung von Sarkoidose mit Medikamenten ein, sollte darauf geachtet werden, die Medikamente, wenn möglich umzustellen.

Dass es in solchen Fällen ein erhöhtes Risiko für Fehlgeburten und eines geringen Geburtsgewichtes des Babys gibt, ist nicht sicher auf das Cortison zurückzuführen, sondern kann auch jeweils an der Erkrankung der Mutter liegen.

Wie verschiedene Ärzte publizieren, ist eine Behandlung mit Prednisolon zu empfehlen, da dies wohl mit einer Schwangerschaft vereinbar wäre und einen geringeren Übergang über die Plazenta hätte. Grundsätzlich ist es wichtig, sich mit dem behandelnden Arzt zu besprechen, da die Fälle sehr verschieden sind und auch die Medikation eine andere sein kann.

Eventuell ist eine Verbindung zwischen Frauenarzt und Lungenfacharzt (oder anderem Facharzt, der die Sarkoidose behandelt) herzustellen. Zwar befällt Sarkoidose oft die Lunge, aber es kann auch jedes andere Organ betroffen sein, so dass der Facharzt ein anderer ist. Denn je nach Schwere der Erkrankung ist eine Medikamentengabe wichtig, die nicht ausgesetzt oder vielleicht nur verringert werden kann.

Viele Ärzte gehen davon aus, dass eine Gabe von Ibuprofen zumindest im ersten Drittel der Schwangerschaft nicht erfolgen sollte.

Anzeichen und Diagnose während der Schwangerschaft

Nun kann es sein, dass eine Schwangere an Sarkoidose erkrankt ist und davon noch gar nichts weiß. In diesem Fall geht man davon aus, dass es keine negativen Auswirkungen auf das Kind geben wird, da auch keine Medikamente verabreicht werden.

Allerdings wird zur Feststellung der Diagnose meist ein Röntgenbild benötigt, dessen Erstellung aber während der Schwangerschaft vermieden werden sollte.
Welche Gefahren dabei höher einzuschätzen sind, sollte in Ruhe mit einem Arzt besprochen werden, der auf alle Fälle über die bestehende oder vielleicht auch nur eventuelle Schwangerschaft informiert werden muss.

Ist Sarkoidose vererbbar?

Sarkoidose gilt zwar nicht als vererbbar in diesem Sinne, aber es wurde eine familiäre Häufung beobachtet. Wer eine solche Diagnose erhalten hat, sollte seine erwachsenen Kinder auf alle Fälle darauf hinweisen, dass eventuelle Beschwerden diese Ursache haben können und sie sich daraufhin untersuchen lassen. Besonders weibliche Nachkommen sollten dies tun, bevor sie planen, schwanger zu werden.

Angst vor dem Wiederaufleben während der Schwangerschaft

Schwangere, die eine ausgeheilte Sarkoidose aufweisen, fragen sich häufig, ob diese während der Schwangerschaft wieder ausbrechen kann. Grund für diese Bedenken ist, dass viele Symptome der Schwangerschaft auch auf die beginnende Sarkoidose hinweisen können. Und wer diese Symptome schon einmal hat, wird sich entsprechend sorgen. Das kann zum Beispiel die Atemnot ebenso sein, wie geschwollene Gelenke.

Doch Ärzte gehen davon aus, dass ein Wiederaufleben während der Schwangerschaft eher selten vorkommt, während aber nach der Geburt und während der Stillzeit Rezidive auftreten können. Daher sollte eine Kontrolle stattfinden.

Treten die Symptome schon kurz nach der Geburt wieder auf, und waren diese wirklich nur durch die Schwangerschaft unterdrückt, kann es nötig werden, aufgrund der Medikamente abzustillen und auf Säuglingsnahrung umzustellen.
Es ist jedenfalls kein Grund, sich mit den Schmerzen zu quälen, zumal für ein Kleinkind jede Kraft gebraucht wird.

Probleme in der Schwangerschaft durch Cortison

Wer hoch dosiert Cortison einnehmen muss, sollte mit dem Arzt besprechen, wann die Dosierung gesenkt werden kann. Welche Auswirkungen die Medikamente haben, wird unterschiedlich bewertet. Häufig vertreten ist die Meinung, dass Cortison in der 8. bis 11. Woche nicht eingenommen werden soll, da es dann die Gefahr einer Gaumenspalte beim ungeborenen Kind erhöht. Auch verzögertes Wachstum ist möglich, und das Risiko der Frühgeburt ist ebenfalls erhöht.

Führt Sarkoidose zu Unfruchtbarkeit?

Außer den diversen bekannten oder auch noch nicht erforschten Störungen beim Mann, die zu Unfruchtbarkeit führen, kann auch die Sarkoidose die Ursache sein. Wie es dazu kommt, und ob man etwas dagegen unternehmen kann, sollte mit dem behandelnden Urologen geklärt werden.

Mitunter ist die Krankheit auch nicht die Ursache an sich, sondern die Einnahme von Medikamenten bedingt durch die Sarkoidose. Die Medikamente reduzieren die sogenannte Motilität der Samenzellen. Deshalb ist ein Spermiogramm die einzige Möglichkeit festzustellen, inwieweit die Medikamente

Einfluss haben oder nicht. Und eventuell liegt ja eine Fruchtbarkeitsstörung vor, die mit der Sarkoidose gar nichts zu tun hat?

Können auch Frauen durch die Sarkoidose unfruchtbar werden? Das ist immer wieder ein Thema, das nicht abschließend geklärt werden kann, denn oft spielen auch andere Ursachen hinein. Zumindest, wenn die Therapie zunächst abgeschlossen wurde, und kein Cortison mehr eingenommen wird, sollte die Fruchtbarkeit wiedergegeben sein.

Selbsthilfegruppen – eine oft unterschätzte großartige Hilfe

Man ist nicht allein – das ist oft die erste Erkenntnis, die man gewinnt, wenn man sich einer Selbsthilfegruppe anschließt, in der man Gleichgesinnte trifft.

Der Erfahrungsaustausch mit ebenso erkrankten Menschen ist oft eine unvorstellbare Hilfe. Denn gerade bei einer selten vorkommenden Krankheit, die niemand kennt, die man immer wieder erklären muss und bei der zu allem Übel keine Heilung möglich erscheint, bedeutet der Kontakt zu Gleichgesinnten eine wertvolle große Stütze.

Dies gilt umso mehr, wenn das Aufgehobensein auf ärztlicher Seite fehlt und es in der behandelnden Arztpraxis hauptsächlich um die technische Abwicklung der Krankheit geht. Aber auch als Ergänzung zur ärztlichen Beratung ist eine Selbsthilfegruppe äußerst wertvoll.

Menschen, die sich Selbsthilfegruppen anschließen, haben gemeinsam, dass sie sich mit Gleichgesinnten austauschen möchten, Ratschläge suchen und auch welche geben möchten. Selbsthilfe ist Geben und Nehmen, man teilt die Probleme und steht nicht mehr allein mit seinen Sorgen. Die wichtigste Voraussetzung zur Teilnahme ist der Wille, dass man sich selbst helfen möchte, denn nur mit Eigenverantwortung wird die Mitgliedschaft in einer Selbsthilfegruppe von Erfolg gekrönt sein.

Oft thematisieren die Gruppen bestimmte Erkrankungen wie beispielsweise Darmerkrankungen, Diabetes, Suchterkrankungen, Krebs und viele mehr. In einigen Städten gibt es auch Selbsthilfegruppen, die auf Sarkoidose spezialisiert sind.

Wenn Sie neu zu einer Gruppe stoßen, können Sie davon ausgehen, dass Ihre Leidensgenossen Ihnen schon einige Zeit an Erfahrung voraushaben. Sie kennen möglicherweise gute medizinische Tipps, können Ihnen wertvolle Adressen empfehlen und auf Ihre Probleme eingehen, wie kein anderer. Denn wer kann einen besser verstehen als jemand, der dieselben Probleme hat wie man selbst?

Ratschläge, die Sie in gut organisierten Gruppen erhalten, sind oft so wertvoll, dass Sie sich womöglich ärgern werden, den Schritt in eine Selbsthilfegruppe nicht schon viel früher gegangen zu sein. Möglicherweise hätte Ihnen das viel Leid, Zeit und Geld erspart, wenn Sie das hier erlangte Wissen schon eher erhalten hätten.

Selbsthilfegruppen sind häufig sehr gut ausgestattet mit Informationsbroschüren, die Sie sonst woanders nur mühsam erhalten würden. Sie sind außerdem auch oft sehr gut informiert über neue wirksame Therapien, können Ihnen gute Tipps geben, wie man Nebenwirkungen am besten reduzieren kann und welche Informationen im Umgang mit der Krankenversicherung und eventuell dem Rentenversicherungsträger wichtig sind.

Aus Erfahrung zeigt sich immer wieder, dass der Austausch mit Gleichgesinnten eine enorme Unterstützung sein kann. Denn bei den von ebenfalls an Sarkoidose erkrankten Personen können Sie sicher sein, dass Sie eine ehrliche Meinung ohne wirtschaftliche Interessen kundtun.

Und außerdem erfahren Sie hier auch meistens ganz unverblümt und ehrlich, welche Therapieverfahren bei anderen Betroffenen geholfen haben, beziehungsweise welche nutzlos oder gar schädlich wirkten. Auch die hier erhältlichen Empfehlungen über gute Therapeuten und Kliniken sind mit Geld nicht zu bezahlen.

Ob in Ihrer Nähe eine für Sie passende Selbsthilfegruppe existiert, erfahren Sie über das Gesundheitsamt Ihrer Stadt oder Ihres Kreises. Wenn Sie keine passende Gruppe in Ihrer Region finden, können Sie selbst auch die Initiative ergreifen und eine Gruppe gründen. Wichtige Anlaufstellen erhalten Sie auch am Ende dieses Buches in dem Kapitel „Adressen".

Tipps für den Alltag

Um besser den Alltag mit der Sarkoidose bewältigen zu können, sollen Ihnen die folgenden Tipps helfen:

- Vermeiden Sie Zigarettenrauch, Staub, Gase, Dämpfe und Schimmelpilzsporen, um Ihre Lungen zu schützen.

- Nehmen Sie regelmäßige Kontrolluntersuchungen wahr, um die Entwicklung der Erkrankung zu beobachten.

- Nehmen Sie die verordneten Medikamente regelmäßig ein.

- Wenn Sie Cortison einnehmen, achten Sie auf eine kalorienbewusste Ernährung, und überprüfen Sie regelmäßig Ihr Gewicht.

- Betreiben Sie regelmäßig Sport, soweit es Ihr gesundheitlicher Zustand zulässt.

- Benachrichtigen Sie Ihren behandelnden Arzt, sobald neue Symptome auftreten.

- Vermeiden Sie Substanzen, die Ihrer Leber schaden können wie Alkohol, Chemikalien und Drogen.

- Sorgen Sie in geschlossenen Räumen für regelmäßige Frischluft.

- Halten Sie sich nicht draußen auf, wenn hohe Ozonwerte vorliegen, da diese zu Reizungen der Atemwege führen.

- Halten Sie sich beim Tanken abseits von den Zapfhähnen auf, weil Sie sonst Dämpfe aus den Zapfhähnen einatmen könnten.

- Unterstützen Sie die Selbstheilungskräfte durch verschiedene Methoden der Naturheilkunde.

Welcher Arzt?

Bei Sarkoidose handelt es sich um eine Erkrankung aus dem rheumatischen Formenkreis, so dass die Diagnostik und Therapie häufig durch einen Rheumatologen erfolgt. Da bei den meisten Patienten die Lunge betroffen ist, sollte auch immer ein Lungenfacharzt (Pneumologe) aufgesucht werden.

Wenn die Sarkoidose andere Organe betrifft, ist der jeweilige Facharzt der richtige Ansprechpartner. Dies ist ein Kardiologe, wenn das Herz beteiligt ist oder Gastroenterologe bei Magen- und Darmproblemen. Auch Spezialisten wie Hepatologen (Lebererkrankungen), Endokrinologen (Hormonspezialisten) sowie Hautärzte und Augenärzte sind in vielen Fällen wichtige Ansprechpartner.

Der jeweilig zuständige Facharzt sollte dann in Kooperation mit dem Lungenfacharzt eine individuelle Therapie festlegen.

Ein großes Problem bei der Sarkoidose ist es häufig, einen gut informierten Arzt zu finden. Eine allgemeine Grundversorgung kann sicherlich der Hausarzt übernehmen. In vielen Fällen ist es jedoch notwendig, einen Spezialisten aufzusuchen. Manchmal kann es sinnvoll sein, einen längeren Anfahrtsweg in Kauf zu nehmen. Wenn dieser aufwändigere Weg zu einem besseren und erfahreneren Arzt führt, kann es die Mühe unbedingt wert sein. Mittlerweile haben sich einige wenige Kliniken auf Sarkoidose eingerichtet. Entsprechende Adressen finden Sie am Ende dieses Buches.

Für Patienten, die bereits ihre Sarkoidose-Diagnose erhalten haben, ist eine regelmäßige ärztliche Kontrolle wichtig. Nur so können mögliche Verbesserungen oder Verschlechterungen festgestellt werden. Wenn Sie trotz der eingeleiteten Therapie immer noch Beschwerden haben, die auf die Sarkoidose zurückzuführen sind, kontaktieren Sie Ihren Arzt. Dieser wird dann gegebenenfalls die Medikamente anpassen durch andere Dosierungen oder zusätzliche Präparate.

Da Sie vermutlich mehrere Ärzte aufsuchen müssen, lassen Sie sich immer die jeweiligen Befunde wie Laborergebnisse und Röntgenbilder aushändigen. So vermeiden Sie unnötige doppelte Untersuchungen und können auch selbst immer die Entwicklung der Erkrankung nachvollziehen.

Wenn Sie sich bei dem einen oder anderen Arzt nicht gut aufgehoben fühlen, so scheuen Sie sich trotz der teilweise rigiden Maßnahmen des Gesundheitssystems nicht, eine Zweitmeinung einzuholen.

Vorbereitung für Ihren Arzttermin

Bei Verdacht auf Sarkoidose ist zunächst Ihr Hausarzt die erste Anlaufstelle. Er wird anhand verschiedener Diagnostikverfahren versuchen, die Ursache für Ihre gesundheitlichen Beschwerden herauszufinden. Möglicherweise wird er Ihnen eine Überweisung an einen Lungenfacharzt ausstellen.

Wie Sie sicherlich schon aus eigener Erfahrung wissen, ist die Zeit in den Arztpraxen äußerst knapp. So sind Sie gut beraten, sich im Vorfeld möglichst gut auf den Termin vorzubereiten. Dies ermöglicht eine gezieltere Diagnostik und eine dementsprechend erfolgversprechendere Behandlung. Und Sie können außerdem sicherer sein, dass Sie auch wirklich alle Fragen beantwortet bekommen, wenn Sie sich gut auf Ihren Arztbesuch vorbereiten.

Machen Sie sich dafür am besten vorher ein paar Notizen, die Sie zu Ihrem Termin mitnehmen. Denn in der Hektik und vielleicht auch in der Aufregung vergisst man dann schnell die eine oder andere Frage. Schreiben Sie zuerst die wichtigsten Fragen auf, und setzen Sie die weniger wichtigen Notizen ans Ende Ihrer Auflistung. Denn falls die Zeit im Behandlungszimmer doch zu knapp sein sollte, bekommen Sie zumindest die wichtigsten Fragen beantwortet.

Und sollten Sie die eine oder andere Antwort nicht verstehen, so fragen Sie ungeniert nach. Scheuen Sie sich dabei nicht, auch mal nach der deutschen Übersetzung des medizinischen Fachjargons zu fragen. Denn was hilft es Ihnen, wenn Sie die Hälfte gar nicht verstehen, der Arzt es aber gar nicht bemerkt?

Bedenken Sie, dass eine gute Kommunikation und ein beidseitiges Vertrauensverhältnis zwischen Ihnen und Ihrem Arzt einen wesentlichen Erfolg bei der Behandlung Ihrer Krankheit bedeuten.

Und je besser Ihre Arzttermin-Liste vorbereitet ist, umso erfolgreicher und zufriedenstellender wird für Sie der Arztbesuch verlaufen. Am besten gewöhnen Sie sich an, nicht nur beim ersten Besuch einen Fragenkatalog aufzustellen, sondern vor jedem erneuten Termin eine Liste mit wichtigen Fragen zusammenstellen.

Damit Sie sich auf Ihren Arzttermin vorbereiten können, nutzen Sie die folgende Auflistung:

- Fragen Sie die Arzthelferin ein paar Tage vor Ihrem Termin, ob bestimmte Vorbereitungen Ihrerseits erforderlich sind. Dies kann z. B. bedeuten, dass Sie nüchtern in der Praxis erscheinen sollen oder bestimmte

Medikamente kurzfristig nicht eingenommen werden dürfen.

- Notieren Sie alle gesundheitlichen Beschwerden, auch wenn sie vordergründig gar nicht mit der Sarkoidose in Zusammenhang zu stehen scheinen. Haben Sie z. B. häufig Sehstörungen, Konzentrationsstörungen oder sind Sie oftmals unerklärlich müde? Sind Sie eventuell ängstlich oder depressiv? Je genauer Sie Ihren gesundheitlichen Zustand beschreiben, desto hilfreicher sind Ihre Informationen für den Arzt.

- Notieren Sie alle Veränderungen, die Sie in letzter Zeit an sich beobachtet haben wie beispielsweise eine unerklärliche Gewichtsabnahme, Hautveränderungen oder psychische Auffälligkeiten.

- Erstellen Sie eine Liste mit allen Medikamenten und Nahrungsergänzungsmitteln, die Sie einnehmen. Notieren Sie auch, wie lange und in welcher Dosierung Sie diese bereits verwenden. Auch das Mitbringen der Beipackzettel kann hilfreich sein, um eventuelle Nebenwirkungen in Erfahrung zu bringen.

- Notieren Sie auch, wenn es in letzter Zeit zu Veränderungen in Ihrem Leben gekommen ist wie ein Wohnortwechsel, Pflege- oder Trauerfall in der Familie oder Arbeitsplatzverlust.

- Lassen Sie sich von einem Familienmitglied oder Freund begleiten. Denn auf Grund der vielen neuen Informationen, mit denen der Arzt möglicherweise aufwartet, kann man leicht überfordert sein und so manches vergessen oder erst gar nicht richtig verstehen.

- Haben Sie noch bestimmte Fragen an Ihren Arzt? Schreiben Sie jede Frage auf, denn Sie ärgern sich, wenn Sie zu Hause feststellen, dass Sie etwas vergessen haben.

Fragen, die für die Diagnostik und Therapie wichtig sein könnten, sind beispielsweise die folgenden:

- Welche Untersuchungen werden durchgeführt?
- Ist es erforderlich, außerdem noch an einen Spezialisten weitergeleitet zu werden?
- Welche langfristigen Folgeerkrankungen können sich aus meinem derzeitigen gesundheitlichen Zustand entwickeln?
- Unter welchen Umständen müssen meine Medikamente in ihrer Art und Dosierung angepasst werden?
- Welche Medikamente muss ich nehmen und wie lange?
- Welche Behandlungsmöglichkeiten gibt es?
- Welche Nebenwirkungen können auf Grund eventuell verschriebener Medikamente auftreten und gibt es nebenwirkungsfreie Alternativen aus der Naturheilkunde?
- Wie wird kontrolliert, ob die vorgesehene Behandlung erfolgreich ist?
- Gibt es irgendwelche Anweisungen, die Ernährung umzustellen?

- Sind auch meine Familienangehörigen gefährdet, eine Sarkoidose zu bekommen?

Um ein umfassendes Bild von Ihnen zu bekommen, wird der Arzt auch diverse Fragen an Sie stellen wie beispielsweise:

- Wie äußern sich Ihre Symptome, und wann haben Sie diese erstmals bemerkt?

- Wie haben sich diese Symptome im Laufe der Zeit verändert?

- Leiden Sie unter Atemnot oder Kurzatmigkeit?

- Hat sich Ihr Energielevel verändert, oder gibt es immer wiederkehrende Stimmungsschwankungen?

- Haben Sie äußerliche Veränderungen festgestellt wie Hautknötchen, Haarausfall oder Gewichtsabnahme?

- Haben Sie Gelenk- oder Muskelschmerzen und falls ja, wo?

- Haben sich Ihre Stuhlgewohnheiten verändert und falls ja, wie?
- Sind Sie bereits in medizinischer Behandlung und aufgrund welcher Erkrankung?

- Gibt es Familienangehörige, die von Autoimmunerkrankungen betroffen sind?

- Welche sonstigen Erkrankungen liegen vor, und welche Medikamente nehmen Sie dafür ein?

- Hatten Sie Kontakt zu Umweltschadstoffen? Wohnen Sie beispielsweise neben einer Tankstelle, einer stark befahrenen Straße, arbeiten Sie in einem Chemielabor, oder kommen Sie anderweitig beruflich mit schädlichen Substanzen in Kontakt?

Häufige Fragen

Woher kommt der Name Sarkoidose?

Der Name kommt aus dem Griechischen und heißt wörtlich übersetzt „die fleischige Krankheit". „Sarko" bedeutet Fleisch, das Wort „oid" bedeutet „wie". Der Name Sarkoidose bezieht sich auf die entstehenden Granulome.

Was ist die Ursache der Sarkoidose?

Die Ursache der Sarkoidose ist noch immer unbekannt. Verschiedene Vermutungen werden angestellt, sind aber bisher durch wissenschaftliche Studien noch nicht ausreichend bewiesen worden. Während einige Forscher davon ausgehen, dass die Krankheit durch einen Virus verursacht wird, glauben andere, dass sie durch das Einatmen von schädlichen Substanzen entsteht. Darüber hinaus gibt es noch diverse andere Vermutungen, die aber ebenfalls noch nicht durch entsprechende Studien bestätigt werden konnten.

Ist Sarkoidose eine Allergie?

Obwohl vermutlich das Einatmen bestimmter Substanzen und auch das Immunsystem an der Krankheitsentstehung beteiligt sind, ist die Sarkoidose keine allergisch bedingte Erkrankung.

Welche Organe werden durch die Sarkoidose betroffen?

Die Sarkoidose ist eine Multisystemerkrankung, was so viel bedeutet, dass sie alle Organe des Körpers betreffen kann. Bei den meisten Patienten kommt es zu einer Erkrankung der Lunge, Lymphe, Haut und Leber.

Ist die Sarkoidose ansteckend?

Bisher gibt es keinen Nachweis dafür, dass die Sarkoidose ansteckend ist, zumal bis heute kein Erreger identifiziert werden konnte. Somit besteht auch bei der Hautsarkoidose keine Ansteckungsgefahr.

Was kann man selbst tun?

Vermeiden Sie zusätzliche gesundheitsschädliche Substanzen und sorgen Sie für eine gesunde Lebensführung in Form von regelmäßiger Bewegung, ausgewogener Ernährung und ausreichendem Schlaf. Gehen Sie zu den regelmäßigen Kontrolluntersuchungen, und nehmen Sie Ihre verordneten Medikamente vorschriftsmäßig ein.

Muss ich das Rauchen aufgeben?

Als eine (mit-) auslösende Ursache der Sarkoidose gilt das Einatmen von Schadstoffen. Um die Lunge nicht zusätzlich zu schädigen, sollte das Rauchen eingestellt, sowie das Einatmen von Abgasen und Staub vermieden werden.

Wie weiß ich, ob die Sarkoidose einen schweren Verlauf nehmen wird?

Grundsätzlich lässt sich ein Verlauf der Sarkoidose nie voraussagen. Es gibt nur einige Hinweise, die einen leichteren oder schwereren Verlauf vermuten lassen. Sind Organe betroffen wie die Augen, die Nieren, das Herz und das zentrale Nervensystem, so ist meistens von einem schwerwiegenderen Krankheitsverlauf auszugehen. Wenn nur die Lunge betroffen ist, so erfährt die Erkrankung meistens einen leichteren Verlauf.

Wie lange dauert die Krankheit an?

Diese Frage kann nicht einheitlich beantwortet werden, weil der Verlauf der Sarkoidose sehr individuell ist. Während es bei einer akuten Sarkoidose im Laufe von mehreren Monaten (12 bis 18) häufig zu einer Rückbildung der Sarkoidose kommt, verläuft die Krankheit bei der chronischen Form langfristiger und kann sogar lebenslang andauern.

Wie lange muss ich Cortison einnehmen?

Wie lange die Einnahme von Cortiosn erforderlich ist, hängt von der Entwicklung der Erkrankung ab und kann nicht allgemeingültig vorausgesagt werden. Während sich bei einigen Patienten die Sarkoidose ohne jegliche Behandlung zurückbildet, kommt es bei anderen nach einer einmaligen Cortisonbehandlung zur Remission. In schwerwiegenden Fällen ist die Einnahme allerdings über einen langen Zeitraum oder sogar lebenslänglich erforderlich.

Gibt es Präparate aus der Naturheilkunde?

Das Wissen über die Behandlung der Sarkoidose mit Mitteln aus der Naturheilkunde ist bis jetzt noch relativ gering. Es gibt einige flankierende Maßnahmen, die die schulmedizinische Behandlung unterstützen können, aber es sind derzeit keine Möglichkeiten bekannt für eine alleinige naturheilkundliche Behandlung.

Was passiert mir, wenn ich keine Medikamente einnehme?

Da der Verlauf der Erkrankung sehr individuell ist, kann dies nicht pauschal beantwortet werden. Fragen Sie Ihren Arzt, ob in Ihrem Fall eventuell (vorübergehend) auf eine Medikamenteneinnahme verzichtet werden kann. Lassen Sie sich aber auch erklären, welche möglichen Folgen eintreten können, wenn auf die Medikamente verzichtet wird.

Muss ich auf mein Haustier verzichten?

Da es sich bei der Sarkoidose nicht um eine allergisch ausgelöste Erkrankung handelt, müssen sie normalerweise nicht auf Ihr Haustier verzichten.

Kann ich Flugreisen unternehmen?

Ob Flugreisen möglich sind, ist weitestgehend von der Beeinträchtigung der Lunge abhängig. Wenn es nur zu leichten Lungenschäden gekommen ist, steht einer Flugreise in der Regel nichts im Wege. Bei einer fortgeschrittenen Lungenerkrankung wie einer Fibrose kann es erforderlich werden, zusätzlichen Sauerstoff mit an Bord zu nehmen.

Fragen Sie Ihren Arzt bezüglich Ihrer Flugreise. Wenn dieser Ihren Reiseplänen zustimmt, erkundigen Sie sich auch bei der Fluggesellschaft, falls Sie bestimmte Medikamente oder Ausstattungen mit an Bord nehmen müssen.

Forschung

Die Sarkoidose kennt man seit über 100 Jahren, aber trotzdem ist sie noch immer eine Erkrankung voller Rätsel, der man bislang mit unbefriedigenden Behandlungskonzepten begegnet. So kennt man weder Ursache, vorbeugende Maßnahmen und auch keine zuverlässigen Medikamente, mit denen die Erkrankung tatsächlich geheilt werden könnte.

Geht es um die Forschung von Sarkoidose, so bietet diese Erkrankung für die Wissenschaftler zweifelsohne ein noch ziemlich unbearbeitetes Feld.
Für interessierte Forscher kann dies auf Grund der noch vielen offenen Fragen eine große Herausforderung darstellen, allerdings setzen umfangreiche Forschungen auch immer umfangreiche finanzielle Budgets voraus. Und genau diese fehlen bei seltenen Krankheiten, zu denen die Sarkoidose immer noch zählt.

Trotz allem sind in den vergangenen Jahren einige Forschungen durchgeführt worden, die zu einem besseren Verständnis der Erkrankung beigetragen haben. Vielfach ging es bei den bisherigen Arbeiten darum, die Entstehung der Sarkoidose aufzuschlüsseln und die Auslöser herauszufinden. Bis auf einige genetische Zusammenhänge ist man allerdings der Ursache der Sarkoidose noch nicht näher auf die Spur gekommen.

Vor einigen Jahren wurde in Island anhand einer Studie festgestellt, dass Arbeiter, die an ihrem Arbeitsplatz mit dem Quarz Kristobalit konfrontiert waren, vermehrt an Sarkoidose erkrankten. Diese Beobachtung untermauert die Annahme, dass Sarkoidose durch anorganische Auslöser verursacht wird. Und es passt auch in den Rahmen der Erkenntnisse, die davon ausgehen, dass bestimmte anorganische Metallstäube wie unter anderem Aluminium, Zirkonium und Titanium als Auslöser der Erkrankung wirken.

Einen Meilenstein in der Sarkoidoseforschung stellt sicherlich die Gemeinschaftsforschung der Universitäten Lübeck und Kiel unter der Leitung von Dr. med. Manfred Schürmann und Prof. Dr. Stefan Schreiber sowie der Unterstützung der Deutschen Sarkoidose-Vereini-gung e.V. dar, indem genetische Dispositionen hinsichtlich der Sarkoidoseentstehung erforscht wurden.

Bisweilen sind immerhin zwei Gene bekannt geworden, die die Entstehung der Erkrankung begünstigen sollen. So gehen die Forscher davon aus, dass neben dem BTNL2-Gen auch das ANXA11-Gen an der Krankheitsentstehung beteiligt ist.

Adressen

Die nachfolgenden Adressen stellen eine Auswahl dar und erheben keinen Anspruch auf Vollständigkeit.

Selbsthilfegruppen in Deutschland

Sarkoidose / Morbus Bock Selbsthilfegruppe
Gesprächskreis der Deutschen Sarkoidose-Vereinigung e.V.
Herbartstr. 15
14057 Berlin-Charlottenburg
Tel. 030-892 66 02 (SEKIS)

Sarkoidose-Treffen
Selbsthilfekontaktstelle
Kuphalstr. 77
18069 Rostock
Tel. 0381-4904925
E-Mail: info@selbsthilfe-rostock.de
www.selbsthilfe-rostock.de

Sarkoidose-Gesprächskreis Ratzeburg/Lübeck
Petra Marek
Emil von Behring Weg 14
23909 Ratzeburg
Fax 0 45 41-840 98 10
E-Mail: petra@sarkoidose-luebeck.de
www.sarkoidose-luebeck.de

Deutsche Lungenstiftung e.V.
Reuterdamm 77
30853 Langenhagen
Tel. 0511-21 55 110
Fax 0511-21 55 113
E-Mail: deutsche.lungenstiftung@t-online.de
www.lungenstiftung.de

Deutsche Sarkoidose-Vereinigung gemeinnütziger e.V.
Uerdinger Str. 43
40668 Meerbusch
Tel. 0 21 50-70 59 60
Fax 0 21 50-70 59 699
E-Mail: sarkoidose@Sarkoidose.de
www.sarkoidose.de

Selbsthilfegruppe Sarkoidose Bad Laer
49196 Bad Laer
Tel. 05421-1649 (Ansprechpartner der Gruppe)
Tel. 05424-396750 (Gesundheitszentrum Bad Laer)
Tel. 0541-3133 (Büro für Selbsthilfe)

Sarkoidose-Netzwerk e.V.
Rudolf-Hahn-Straße 148
D-53227 Bonn
Tel. und Fax 0228-471108
www.sarkoidose-netzwerk.de

Selbsthilfegruppe Sarkoidose
Gesprächskreis „Miteinander-Füreinander"
Am Hamm 1, 59955 Winterberg, Tel. 02981-802 800

Selbsthilfegruppen in Österreich

SHG Sarkoidose Wien
Hannelore Stätter
Tel. 0680-132 1661
E-Mail: hannelore@sarko.at

Selbsthilfegruppe für Menschen mit Sarkoidose (Morbus Boeck) Steiermark
Dietmar Windisch
8045 Graz
Tel. 0664-911 7001
E-Mail: dietmarwindisch@a1.net

SHG Sarkoidose Niederösterreich
Johann Hochreiter
E-Mail: hansi@sarko.at
Tel. 0681-1061 5970

Selbsthilfegruppe Sarkoidose (Morbus Boeck) Oberkärnten
Renate Matschnig
Neu-Ötting 46/1/5
9781 Oberdrauburg
Tel. und Fax 04710-20 45
E-mail: sarkoi-ob.kaernten@aon.at

Selbsthilfegruppen in der Schweiz

Schweizerische Sarkoidose-Vereinigung SSARV-AScS
Erika Crameri
Moosmattstr. 8
4304 Giebenach
E-Mail: erika.crameri@sarkoidose.ch
E-Mail: info@sarkoidose.ch
www.sarkoidose.ch/de/

Selbsthilfegruppe Aarau
Elisabeth Starck
General Guisanstrasse 31
CH-5000 Aarau
Tel. 062 824 57 00

Selbsthilfegruppe Rheinfelden
Sabine Schär
Tel. 061-851 0174

Selbsthilfegruppe Winterthur
Thomas Schmalzer
Tel. 071-951 012

Lungenliga Schweiz
Chutzenstr. 10
3007 Bern
Tel. +41-31- 378 20 50
Fax +41-31 378 20 51
E-Mail: info@lung.ch, www.lung.ch

Kliniken

Ruhrlandklinik Westdeutsches Lungenzentrum am Universitätsklinikum Essen gGmbH
-Universitätsklinik-
Tüschener Weg 40
45239 Essen
Tel. 0201-433-01
Fax 0201-433–1969
www.ruhrlandklinik.de

Die Ruhrlandklinik gilt als das größte deutsche Zentrum für Sarkoidose-Behandlungen.

LungenClinic Grosshansdorf
Wöhrendamm 80
22927 Großhansdorf
Tel. 04102-601-0
Fax 04102-601-7302
E-mail: info@lungenclinic.de
www.lungenclinic.de

Universitätsklinikum Aachen, AÖR
- Medizinische Fakultät der RWTH -
Pauwelsstraße 30
52074 Aachen
Tel. 0241-80-89858 (Terminvergabe pneumologische Ambulanzen)
Tel. 0241-80-37002 (Pneumologische Hotline)
E-Mail: info@ukaachen.de
Web: www.ukaachen.de

Karl-Hansen-Klinik
Akutklinik für Innere Medizin und Gastroenterologie
Antoniusstr. 19
33175 Bad Lippspringe
Tel. 05252-95-4000
Fax 05252-95-4006
E-Mail: info.khk@medizinisches-zentrum.de
www.medizinisches-zentrum.de

Carl-Thiem-Klinikum
Thiemstr. 111
03048 Cottbus
Tel. 0355-46-13 22
Fax 0355-46-11 30
E-Mail: 3.med.klinik@ctk.de
www.ctk.de
Interdisziplinäres Lungen- und Sarkoidosezentrum

Fachkliniken Sonnenhof GmbH
Kirchstraße 2
79862 Höchenschwand
Tel. 07672-489-0
Fax 07672-489-404
E-Mail: info@fachkliniken-sonnenhof.de
www.fachkliniken-sonnenhof.de

Klinik Norderney
Kaiserstraße 26
26548 Nordseeheilbad Norderney
Tel. 04932-892-0
Fax 04932-1890
E-Mail: klinik-norderney@t-online.de, www.klinik-norderney.de

Universitätsspital Basel
Lungenzentrum
Petersgraben 4
4031 Basel
Tel. 061-265 44 22
E-Mail: lungenzentrum@usb.ch
www.unispital-basel.ch

Hochgebirgsklinik Davos
Herman-Burchard-Str. 1
7265 Davos-Wolfgang
Tel. 081-417 44 44
Fax 081-417 30 30
A-Mail: hochgebirgsklinik@hgk.ch
www.hochgebirgsklinik.ch

Zur Autorin Sigrid Nesterenko, geb. 1964, erkrankte 1994 an MCS (Multiple Chemische Sensibilität). Um zu überleben, musste sie sich nicht nur mit dem Vermeiden und Ausleiten von Umweltschadstoffen wie Quecksilber, Blei und Palladium beschäftigen, sondern auch mit den MCS-Begleiterscheinungen wie Schimmelpilzallergie, chronischen Infektionen, Histamin-, Gluten- und Fructoseintoleranz.

Durch ihre stetige Suche nach der Ursache konnte sie im Laufe der Jahre durch verschiedene naturheilkundliche Therapien einen erstaunlichen und respektvollen Weg zu mehr Gesundheit erfahren. Dieser Weg dauerte viele Jahre und erforderte extrem viel Eigeninitiative und Disziplin. Sie sammelte in dieser Zeit sehr umfangreiche Kenntnisse durch ständiges Lesen, Recherchieren, Experimentieren und intensiven Austausch mit anderen MCS-Betroffenen. Und nicht zuletzt die Durchführung unendlich vieler hilfreicher und auch weniger nützlicher Therapien haben zu ihrem umfangreichen Wissen über Naturheilkunde beigetragen.

Ihre eigenen Erfahrungen und gesammelten Erkenntnisse hat sie mittlerweile in über 30 Büchern veröffentlicht wie beispielsweise über Histaminintoleranz, Fibromyalgie, Nahrungsmittel-intoleranzen, Leaky Gut – der durchlässige Darm, Candida und Blähungen. Sie ist inzwischen zu einer gefragten Expertin geworden, wenn es um Nahrungsmittelunverträglichkeiten und Umwelterkrankungen geht.

„Mit der Nutzung meiner Erfahrungen können andere Menschen ihre Leidenswege möglicherweise abkürzen und viele tausend Euros sparen. Hätte ich vor 20 Jahren meinen heutigen Wissensschatz gehabt, wären mir viele Jahre mit extrem eingeschränkter Lebensqualität erspart geblieben."

Sigrid Nesterenko

Hinweise für den Leser

Alle Angaben in diesem Buch wurden nach bestem Wissen und mit größter Sorgfalt erstellt. Die Angaben und Empfehlungen erfolgen ohne Verpflichtung oder Garantie der Autorin. Sie und der Verlag übernehmen keine Verantwortung und Haftung für Personen-, Sach- und Vermögensschäden aus der Anwendung der hier erteilten Ratschläge.

Dieses Buch hat nicht die Absicht und erweckt nicht den Anspruch, eine ärztliche Behandlung zu ersetzen. Ausdrücklich wird empfohlen, eine medizinische Diagnose vom Therapeuten einzuholen und eine entsprechende Therapiebegleitung durchzuführen. Einige der vorgestellten Maßnahmen weichen von der gängigen medizinischen Lehrmeinung ab und resultieren aus der Erfahrungsheilkunde.

Es wird ausdrücklich darauf hingewiesen, dass mit diesem Buch keine erfüllbaren Hoffnungen erweckt werden, die eventuelle Heilerfolge erwarten lassen können.